TRAITÉ

DES

ADÉNITES IDIOPATHIQUES

ET

SPÉCIALEMENT DE CELLES DU COL,

PAR

LE Dr A. BERTHERAND,

Chirurgien-major de première classe, professeur des hôpitaux militaires d'instruction,
lauréat du Val-de-Grâce et des concours généraux de chirurgie militaire, chevalier de
la Légion d'Honneur, membre des Sociétés de médecine de Strasbourg et de Metz, etc.

PARIS,

CHEZ J. B. BAILLIÈRE, RUE HAUTEFEUILLE, 19.

STRASBOURG,

CHEZ DERIVAUX,   CHEZ V^c BERGER-LEVRAULT ET FILS,
libraire, rue des Hallebardes, 24.   rue des Juifs, 55.

1852.

TRAITÉ

DES

ADÉNITES IDIOPATHIQUES

ET

SPÉCIALEMENT DE CELLES DU COL.

TRAITÉ

DES

ADÉNITES IDIOPATHIQUES

ET

SPÉCIALEMENT DE CELLES DU COL,

PAR

LE Dʳ A. BERTHERAND,

Chirurgien-major de première classe, professeur des hôpitaux militaires d'instruction, lauréat du Val-de-Grâce et des concours généraux de chirurgie militaire, chevalier de la Légion d'honneur, membre des Sociétés de médecine de Strasbourg et de Metz, etc.

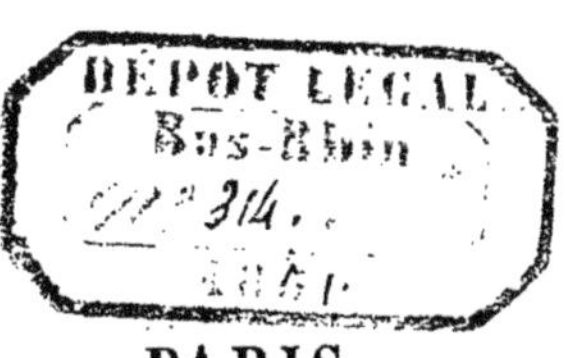

PARIS,

CHEZ J. B. BAILLIÈRE, RUE HAUTEFEUILLE, 19.

STRASBOURG,

CHEZ DERIVAUX,	**CHEZ Vᶜ BERGER-LEVRAULT ET FILS,**
libraire, rue des Hallebardes, 24.	rue des Juifs, 55.

1852.

STRASBOURG, IMPRIMERIE DE G. SILBERMANN.

A

MONSIEUR L. BAUDENS,

INSPECTEUR DU CONSEIL DE SANTÉ DES ARMÉES.

A

MONSIEUR H. LARREY,

CHIRURGIEN PRINCIPAL,

PROFESSEUR DE CLINIQUE CHIRURGICALE AU VAL-DE-GRACE.

Hommage d'affectueux dévouement.

A. BERTHERAND.

DES
ADÉNITES IDIOPATHIQUES.

INTRODUCTION.

Le mot *adénite*, pris dans son acception étymologique rigoureuse, indique l'inflammation d'une *glande*; mais ce dernier terme s'appliquant lui-même à des parties très-différentes par la forme, la nature et la fonction, l'usage a généralement restreint le sens de l'appellation *adénite* à l'état inflammatoire des glandes ou ganglions *lymphatiques*.

De là sont venues les désignations de : *tumeurs glandulaires, tumeurs ganglionnaires* ou simplement *glandes*; *ganglites, ganglionnites*; on a encore nommé *écrouelles*[1], *strumes*[2], les engorgements des glandes lymphatiques du col, considérés trop exclusivement, nous espérons le démontrer, comme la manifestation constante de la diathèse scrofuleuse.

Attribuable à la fois à des organes divers et à leurs lésions non moins distinctes, le mot *glande* doit être banni du langage pathologique. Les termes : *adénite, tumeur glandulaire* ou *ganglionnaire* ne sont guère plus

---

[1] Du grec χοιρας, porc, nom sous lequel Hippocrate désigne la scrofule.

[2] *Struma*, de *struo*, j'amasse.

précis ; *ganglite* et *ganglionnite* s'emploieraient aussi bien pour désigner la phlogose des ganglions nerveux ; l'expression *adénite lymphatique* ou, plus brièvement, *lymphadénite*, convient seule pour spécifier, sans équivoque, l'inflammation ganglionnaire des vaisseaux blancs.

CHAUSSIER a, le premier, nettement séparé les ganglions d'avec les glandes proprement dites. Dépourvus des canaux d'excrétion et des orifices extérieurs qui appartiennent aux dernières comme aux follicules, les ganglions sont de petits corps dont le diamètre varie de deux à trente millimètres et plus, ovales, arrondis, presque toujours aplatis, enveloppés d'ordinaire par une capsule fibroïde, nervoso-vasculaire et intimement unie au contenu de l'organe. Incolores dans le mésentère, où ils blanchissent pendant la digestion, noirs dans le poumon, où l'ignorance les a pris quelquefois pour du dépôt mélanique, ils affectent généralement une couleur rougeâtre. Les vaisseaux lymphatiques paraissent être, avec les capillaires qui se répandent à la périphérie et un tissu conjonctif intervallaire amorphe, leurs seuls matériaux constitutifs. Toutefois, si l'on déchire une glande lymphatique de quelque volume, on distingue, à l'œil nu, au milieu d'un liquide laiteux, des corpuscules ronds, sorte d'*acini* (HENLE), composés de grains agglomérés, microscopiques, d'un diamètre de 0,0045 à 0,0020 de ligne. Rien que de conjectural sur les fonctions de ces éléments, dont la structure n'est point encore suffisamment connue.

Les ganglions se rencontrent abondamment dans toute l'économie, sous la peau, entre les muscles, le long des vaisseaux, dans la profondeur des membres, autour des viscères, dans les cavités splanchniques, etc. Cette profusion fait pressentir l'étendue et l'importance que comporte

l'étude de leurs maladies et des accidents qui les com-
pliquent.

Quand elles se montrent dans les parenchymes ou dans
la continuité des organes internes, les ganglionnites ex-
priment le plus souvent le retentissement d'une phlegmasie voisine ou bien une phénoménisation diathésique,
exemples : le carreau, la tuberculisation pulmonaire.
Sous ce point de vue, l'histoire de l'adénite se rattache
à celle d'une série de lésions dont il y aurait inconvénient
et inutilité pour notre sujet de la séparer.

Restent donc les adénites lymphatiques externes, celles
que nous voyons journellement se développer aux régions
inguino-crurale, *poplitée*, *axillaire* et *cervicale*, et qui
rentrent plus spécialement dans le cadre des maladies chi-
rurgicales. La lymphadénite du pli de l'aine, incompara-
blement la plus commune de toutes et l'un des accidents
habituels de la contagion syphilitique, ne doit pas nous
occuper à ce titre ; mais d'autres causes la provoquent
aussi. Sous cette dernière condition, elle prendra place
à côté des variétés locales de l'adénopathie, dans la seconde moitié de notre travail. Pour éviter des redites,
nous grouperons dans une première partie toutes les considérations communes aux tumeurs des glandes en général.

PREMIÈRE PARTIE.

DES ADÉNITES EN GÉNÉRAL.

§ 1er. *Étiologie.*

Les causes de l'adénite lymphatique se divisent en *pré-disposantes* et *déterminantes.*

I. *Causes prédisposantes.*

Elles résultent de la constitution primitive des individus ou d'idiosyncrasies acquises. « Il existe parmi les hommes, «comme parmi les animaux voisins, dit M. Bégin[1], des «sujets organisés de telle sorte que les vaisseaux et les «ganglions lymphatiques jouissent d'un développement «exagéré, d'une susceptibilité morbide prédominante; ils «sont ainsi sujets à des lésions plus fréquentes et plus «graves que chez d'autres individus.»

Peau fine et mate, formes extérieures molles et arrondies, membres grêles, terminés par de larges appendices, coloration pâle des yeux, cils allongés, cheveux blonds, lèvres très-grosses la supérieure surtout, narines épaisses, mâchoire inférieure très-développée, haleine fétide, dents irrégulières et promptement cariées, etc., tels sont les caractères qui, d'après la plupart des auteurs, décèlent de prime abord ce mode d'organisation vicieuse. L'œdème des paupières et les fluxions oculaires, l'otorrhée, le gonflement des articulations, la turgescence et la suppuration des glandes du col, la carie des os, la toux, la fièvre, les diarrhées colliquatives par lesquelles les victimes du mal

---

[1] *Élém. de chir.* t. III, p. 220.

s'acheminent au tombeau, signalent plus tard les ravages de la diathèse et son retentissement général.

On a vivement débattu, dans ces derniers temps, l'influence de l'hérédité sur la dyscrasie lymphatique et la production des scrofules. S'il ressort des recherches de MM. RILLIET et BARTHEZ, de celles de M. LOUIS et des statistiques récentes de M. LEBERT, que cette transmission intervient seulement dans les proportions d'un sixième à un septième pour les tuberculeux, d'un tiers pour les scrofuleux, on ne peut nier cependant, et les chiffres précédents le prouvent, que la parenté ne soit une des sources actives de la production des ganglionites strumeuses.

La prédominance du système lymphatique, chez les enfants comme chez les femmes, jointe à une certaine susceptibilité générale, augmente les chances d'inflammation et d'engorgement des glandes et des vaisseaux blancs; beaucoup de jeunes filles, lors de la première menstruation, surtout s'il y a chlorose, deviennent sujettes aux gonflements des ganglions inguinaux, axillaires et submentaux. Bien plus, chez des femmes parfaitement réglées depuis longtemps, la période menstruelle s'accompagne parfois des mêmes accidents, sans irritation apparente des organes génitaux, fluxion buccale ou lésions dentaires.

L'habitation, l'état climatérique, la nourriture, les habitudes professionnelles, les accidents morbides antérieurs, en substituant, à la longue, une espèce de constitution artificielle à l'équilibre organique primitif, finissent nécessairement par modifier l'attitude de l'appareil lymphatique et celle de l'économie tout entière, dans un sens favorable au développement des tumeurs qui nous occupent; soit que les liquides contenus, soit que les vaisseaux, se trouvent influencés par ces différentes causes.

Ce serait, hâtons-nous de le dire, s'exposer à d'étranges exagérations que de prendre, un à un, les agents hygiéniques énoncés, et de leur imputer exclusivement une valeur pathogénique absolue. C'est dans leur ensemble, dans leurs réactions réciproques et presque toujours complexes, qu'on puisera la véritable raison de leur importance. Ainsi tomberont les contradictions de certaines théories trop abstraites et se justifieront, en se corrigeant, les solutions imprévues de problèmes incomplétement posés.

Entraîné par l'induction spéculative, M. BAUDELOCQUE [1] voit dans la viciation de l'air la cause fondamentale de la diathèse scrofuleuse. Effectivement, M. MARC D'ESPINE (de Genève)[2] compte, sur 85 décès de scrofuleux, 52 citadins et 51 campagnards. M. LEBERT [3] a relevé soigneusement, à l'hôpital de Lavey, les observations de 522 malades atteints de scrofules et tous du canton de Vaud ; or, 55, c'est-à-dire un sixième à peu près, provenaient de la ville de Lausanne, qui compte 15,000 habitants, et 55, d'une population égale du plateau jurassique bien cultivé, riche, exempt de marais situé entre le lac Leman et celui de Neufchâtel. En Angleterre, M. PHILIPPS [4] indique une proportion plus élevée encore pour la campagne que pour la ville, la mortalité des scrofuleux de la première étant à celle de la seconde comme 97 est à 50.

Ces conclusions ne se heurtent pas autant qu'on le croirait d'abord. Si l'on meurt moins de la scrofule dans certaines villes, s'ensuit-il que l'air vivifiant de la plaine et

---

[1] Cité par M. LEBERT.

[2] *Ann. d'hyg. publ.* 1847. — *Infl. de l'aisance et de la misère sur la mortalité.*

[3] *Traité des affect. scrof.*, p. 74 et 75.

[4] *Scrophula, it's nature*, etc. London 1846.

du coteau favorise, plus que l'atmosphère impure de la
cité, l'évolution strumeuse? Faut-il attribuer à l'agglomération encombrante de la rue et du quartier une immunité réelle, et taxer d'insalubrité relative l'isolement
de la ferme et du hameau? Évidemment non! Il y a là
des rapports de causalité incidente. Ainsi le bienfait de
l'aération, si parfaite qu'elle soit, se trouve neutralisé
pour quelques contrées par des transitions incessantes de
température dans la montagne et par le règne prolongé
d'interminables brouillards dans l'humide vallée où se
déverse le trop plein des torrents et des fleuves. Notez
encore que la détresse du paysan, la malpropreté, le défaut de soins et de nourriture qui en résulte, l'étroi-
tesse d'une demeure souvent partagée entre une nombreuse
famille et le bétail, son unique fortune, réalisent malheu-
reusement, pour l'habitant des champs, pendant les nuits
et la longue saison d'hiver, les influences fâcheuses de
l'accumulation urbaine.

Il faut donc toujours regarder l'agglomération, quelle
qu'elle soit, l'insuffisance ou la viciation de l'air, ses va-
riations soudaines et son excès d'humidité, comme pré-
disposant à l'adénite lymphatique. Je rappellerai à ce sujet les observations de notre ancien collègue de l'armée,
M. Beaunèz[1]. Chargé du service médical des ateliers de
condamnés de Bellecroix, cet officier de santé a constaté
la fréquence de l'engorgement des glandes de l'aîne chez
les prisonniers absolument empêchés de communiquer
avec des femmes, mais soumis aux peines morales et aux
causes physiques débilitantes de la réclusion. Nous-même
et nos confrères militaires ne l'avons-nous pas observée

---

[1] *Journ. de méd. et chir. prat.*, 1832.

dans les casemates, les casernes insalubres, les baraquements des ambulances et des camps en Afrique, et, en France, chez les soldats détenus que nous recevons dans nos hôpitaux?

MM. Virchow, Louis, Rilliet, Barthez et Lebert [1] semblent amenés, par la statistique, à proclamer le peu ou point d'importance de la mauvaise nourriture sur le développement des scrofules; il peut en être ainsi, sans doute, dans les contrées où elles règnent épidémiquement, à ce point que rien ne saurait dompter une prédisposition fatale; mais ira-t-on jusqu'à infirmer la part qu'une alimentation défectueuse prend nécessairement à l'appauvrissement du sang, à l'atonie de la circulation, à cet affaissement général de l'organisme dont nous avons enregistré déjà la portée délétère?

J'aborde un dernier groupe de causes primitives ou acquises, les conditions morbides.

Stoll, Portal, Larrey, Alibert ont insisté sur la filiation qui rattacherait la dégénérescence des glandes lymphatiques au virus syphilitique; aucun d'eux, fait remarquer M. Lebert [2], n'a apporté de documents sérieux à l'appui de cette opinion. A une époque où la thérapeutique des maladies vénériennes reposait aveuglément sur l'emploi banal et abusif des préparations hydrargyriques, l'effet bien connu aujourd'hui du mercure sur la composition du sang aurait peut-être donné un grand poids à l'assertion de nos illustres devanciers. M. Lebert, qu'il nous faut souvent citer, a vu fréquemment des tubercules glandulaires externes se développer très-peu de temps après la vaccine et la rougeole; on en a dit autant pour la

---

1 et 2 *Op. citato*, p. 84 et 88.

coqueluche, ce qui se comprend aisément dans les cas de diathèse tuberculeuse prononcée ; on sait effectivement avec quelle promptitude les tubercules s'enflamment et suppurent chez les enfants atteints de bronchite convulsive.

Hufeland, qui regardait le goître et le crétinisme comme étroitement liés aux scrofules, invoquait aussi l'influence de ces maladies. J'ai eu, dans des visites très-multipliées de jeunes soldats, l'occasion d'examiner un grand nombre de goîtreux ; je n'ai vu qu'une seule fois l'engorgement concomitant des glandes du col, si voisines pourtant de l'organe affecté. Trois réformes ont été prononcées, sous nos yeux, il y a peu de temps, à l'hôpital militaire de Strasbourg, pour thyroïdites ; elles étaient d'invasion postérieure à l'entrée au service ; il n'y avait aucune participation des lymphatiques d'alentour ou de leurs renflements à l'affection principale. Chargé d'assister le conseil de révision du Bas-Rhin, dans sa tournée de 1851, j'ai rencontré, sur 870 cas d'inaptitude au service militaire parmi 2700 jeunes gens visités, 28 goîtres prononcés ; *aucun* d'eux n'était compliqué de lymphadénite cervicale.

M. Velpeau a traité magistralement le sujet de la production ultérieure de l'adénopathie : « C'est une maladie, « dit-il [1], qui trouve sa source dans presque toutes les « autres maladies, et comme il est très-peu de personnes « qui n'aient été, à une époque quelconque de leur vie, « frappées d'affections de la peau, des membranes mu- « queuses, du tissu cellulaire sous-tégumentaire, sous- « séreux, inter-musculaire et prévasculaire, des os et des « viscères, les tumeurs lymphatiques pourraient être,

---

[1] *Arch. gén. de méd.*, 2e série, t. X, p. 10 et suiv.

« presque toutes, attribuées à quelque autre lésion plus ou
« moins éloignée. » Pour éclairer ce problème, le savant
professeur de la Charité a, pendant une période de vingt
années, questionné 900 malades porteurs de tumeurs lymphatiques. « Chez 750 d'entre eux, ajoute-t-il, j'ai cons-
« taté des phlegmasies, des suppurations antérieures du
« système tégumentaire ou cellulaire. Sur 95 autres, la
« maladie était si ancienne que je n'ai pu obtenir aucun
« renseignement positif. Enfin, les 95 derniers étaient des
« enfants nés dans la misère et dont les parents avaient eu
« si peu de soin, qu'une de ces causes éloignées, qui ne
« m'a cependant pas été avouée, peut être hardiment
« supposée. »

Ces considérations sont certainement d'une grande valeur ; elles nous montrent le gonflement ganglionnaire
lymphatique presque toujours secondaire et symptoma-
tique d'une irritabilité anormale des liquides blancs, ou
d'un travail pathologique qui siége dans un autre appareil. « Il semble, continue le même auteur, qu'il ne soit
« plus besoin de *vice* particulier, de principe héréditaire
« dans l'économie pour fonder l'étiologie de la maladie
« scrofuleuse. Comme toute autre affection accidentelle,
« elle naîtrait sous l'influence de certains états organiques
« faciles à comprendre... Dans cette hypothèse, le gon-
« flement, l'infiltration du nez et de la lèvre supérieure,
« par exemple, qu'on a donnés comme signes de la dia-
« thèse scrofuleuse, pourraient en être à la fois le point
« de départ ou la suite : le point de départ, attendu que
« de pareilles lésions suffisent pour causer l'engorgement
« des ganglions voisins ; la suite, parce que les ganglions,
« une fois malades, doivent gêner le cours de la lymphe
« dans les parties d'où ils tirent leurs vaisseaux. »

II. *Causes déterminantes.*

Elles procèdent *directement* ou *indirectement.*

Directement, ce sont les contusions, piqûres, divisions par instrument tranchant, les applications irritantes locales, les frottements, les tiraillements répétés. Dans la contusion il n'est pas nécessaire qu'un corps étranger intervienne comme agent de froissement; il suffit souvent que les ganglions aient été violemment comprimés entre les *fascia* par les aponévroses d'enveloppe, comme cela se remarque après les efforts, les exercices gymnastiques, les marches exagérées, etc.

Indirectement il peut y avoir :

1° *Transmission* de l'inflammation des canaux aux ganglions qu'ils traversent. On l'observe tous les jours dans la lymphangite, à la suite des blessures et irritations des doigts ou des orteils; après les éruptions cutanées, les érysipèles et l'immersion des membres dans des liquides froids ou stimulants. Une vive phlogose apparaît le long des cordons lymphatiques de l'avant-bras et du bras, de la jambe et de la cuisse. La maladie suit, sous forme de traînées rouges, le trajet des vaisseaux superficiels et témoigne elle-même de son mode de propagation.

2° *Extension* par contiguïté de tissus. Ainsi les couches cellulaires et autres, enflammées ou dégénérées autour des ganglions, réagissent à la longue sur eux et déterminent, pour ainsi dire de dehors en dedans, leur inflammation.

5° *Transport* dans les glandes lymphatiques de quelque principe nuisible puisé à certaine distance dans un organe, dans une région malade. Le premier effet de toute phlegmasie étant de changer l'état des fluides de la partie affectée, ceux-ci, repris petit à petit et reportés dans

2

la circulation, parviennent aux ganglions, les irritent au passage ou s'y arrêtent. Telle est la formation habituelle des adénites dans la syphilis, le cancer, les affections tuberculeuses, sans qu'il y ait altération appréciable des tissus intermédiaires.

Quelques physiologistes et, dans ces derniers temps, M. MAGENDIE, ont vainement récusé la propriété absorbante des vaisseaux lymphatiques. Sans parler des chylifères dont la lactescence ou la translucidité varie selon la présence et la couleur des aliments, SOEMMERING et MASCAGNI ont trouvé les lymphatiques du foie gorgés de bile chez des sujets souffrant d'obstruction des voies biliaires. WEBER, TIEDEMANN et GMELIN lièrent le canal cholédoque sur des chiens, et virent jaunir les uns après les autres les vaisseaux blancs du foie, les ganglions aboutissants et le contenu du canal cholédoque lui-même. MULLER [1] qui rapporte ces expériences, a plongé le train de derrière d'une grenouille presque jusqu'à l'anus dans une dissolution de cyanure potassique ; après deux heures d'immersion forcée, l'animal fut soigneusement essuyé, ses pattes séchées, et la lymphe sous-cutanée traitée par un sel de fer. Il s'agissait de savoir si les lymphatiques contenaient du cyanure. La lymphe devint sur-le-champ d'un bleu clair, réaction significative, que le sérum du sang fournit d'une manière à peine sensible.

L'absorption une fois admise dans les lymphatiques, rien de plus facile à comprendre que le mécanisme en vertu duquel les radicules, les stomates de ces vaisseaux, plongeant dans un foyer circonscrit ou à la surface d'une

---

[1] *Man. de physiologie*, trad. de M. JOURDAN, t. I, p. 205 et 207.

plaie putrilagineuse, y pompent des matériaux hétérogènes.
Les corpuscules absorbés peuvent bien, dans certaines
conditions, traverser impunément les tubes rectilignes
des canaux, mais se trouver retenus plus loin dans les
voies contournées et difficiles des ganglions. Ils deviennent
ainsi des causes d'obstruction et d'engorgement, de véri-
tables épines inflammatoires, soit qu'ils provoquent la
condensation d'une lymphe qui ne circule plus, soit enfin qu'ils apportent une perturbation encore inappréciée
dans les fonctions si peu connues de la glande elle-même.

La production des adénites *par transport* soulève une
question très-litigieuse. Dans les cas de scrofule bien avé-
rée, est-il permis d'admettre que les vaisseaux afférents
aient versé dans les ganglions affectés quelque substance
morbide particulière, sorte de *matière scrofuleuse*, comme
VOGEL [1] prétend qu'il en existe une?

M. LEBERT [2] oppose à cette hypothèse plusieurs fins de
non-recevoir également décisives. La parenté si voisine
du tubercule et de la scrofule sert, selon lui, de prétexte à
une induction gratuite. M. VOGEL avoue qu'on ne saurait distinguer la matière scrofuleuse de la matière tuberculeuse ; pourquoi dès lors les séparer ? L'essentialité des
scrofules est entrée pour beaucoup dans l'admission d'un
produit morbifique spécial, mais ce n'est pas là un argu-
ment sérieux. Tout le monde ou à peu près accepte aujourd'hui la spécificité de la syphilis, de la rage, de la
vaccine, de la rougeole, de l'infection paludéenne, etc.,
cependant la chimie et le microscope n'ont encore dé-
couvert ni la matière syphilitique ni le principe caracté-

---

[1] *Anat. path.*, p. 250 et suiv.
[2] *Op. cit.*, p. 28-30.

ristique intégrant du pus rabique, vaccinique, rubiolique ; de l'air des marais ! Il se peut qu'il n'y ait pas de matière scrofuleuse ; mais il existe une *disposition* spéciale de l'organisme qu'on peut appeler *scrofuleuse*, comme il en est une *syphilitique* où une goutte de pus détachée et transportée suffit à infecter en peu de temps toute l'économie.

Quoi qu'il en soit, indépendamment des maladies diathésiques que j'ai citées, les phlegmasies aiguës et chroniques, les ulcères, les altérations de tous genres des muqueuses, des séreuses, souvent des synoviales, les abcès profonds, la morve, le farcin, les accidents qui suivent les piqûres anatomiques, etc., deviennent des causes d'adénite ; et, circonstance importante à noter, la maladie primitive, à moins qu'elle ne soit trop avancée, peut disparaître complétement ; aucune lésion intermédiaire ne se manifeste, et pourtant l'inflammation des glandes continue à marcher et à parcourir ses diverses phases !

§ 2. *Symptômes et développement.*

L'adénite lymphatique se montre sous deux formes bien distinctes : tantôt franchement inflammatoire, avec tous les phénomènes de l'abcès chaud aigu ; tantôt, au contraire, indolente, stationnaire, siége d'un travail d'hypertrophie ou de désorganisation essentiellement chroniques.

I. *Adénite aiguë.*

Le plus ordinairement un léger sentiment de tension dans le lieu affecté, un gonflement progressif, de la douleur, surtout dans les mouvements imprimés, de la cha-

leur à la peau ; une tuméfaction diffuse , pâteuse et irrégulièrement rouge , quelquefois des élancements pulsatiles
comme dans le phlegmon , marquent le début de la maladie.

Ces phénomènes , qui appartiennent à l'inflammation en
général , se prononcent et se caractérisent à mesure que
le mal progresse. Plus ils sont intenses , et plus les ganglions tendent à se ramollir ; au toucher, on perçoit la
fluctuation , une et circonscrite , si c'est l'organe seul
qui a éprouvé la fonte purulente (*adénite parenchymateuse* [1]) ; obtuse , inégale , disséminée, si l'inflammation
a porté sur la glande et sur son atmosphère cellulo-graisseuse (*adénite phlegmoneuse*). Lorsque l'art n'a pas donné
à temps issue à la collection , la peau se décolle , s'amincit à l'entour avant d'abcéder , et le pus qui s'écoule
varie en quantité et en qualité. Examinons ces différents
états avec tout l'intérêt pratique qu'ils commandent.

Que la tumeur se trouve ouverte spontanément ou par
un moyen chirurgical , la suppuration sera homogène ,
bien liée , abondante , plus même que ne semblait l'indiquer le relief extérieur , si la fonte de l'organe tout entier a fourni la matière. C'est que, dans ce cas , la poche
fibreuse qui entoure le ganglion, rencontrant moins de résistance du côté des parties profondes que vers la peau ,
s'est développée pour ainsi dire *en dedans* ; aussi la saillie
cutanée n'exprimait-elle pas le degré réel de réplétion de
l'abcès.

D'autres fois le liquide évacué est séreux , sanguinolent, moins copieux qu'on ne l'avait cru d'abord. La
fonte s'est effectuée partiellement entre plusieurs gan

---

[1] Velpeau, *Gaz. des hôp.*, p. 25 (1848).

glions, ou entre eux et les parties voisines. On voit, dans ce cas, après l'évacuation du foyer, la peau demeurer béante, renversée, soulevée par des portions non ramollies de la glande; ou bien celle-ci s'affaisse sur elle-même, comme si sa base seule était sapée par la suppuration. Ces conditions sont évidemment fâcheuses pour la marche ultérieure de l'adénite, et l'on aurait à se reprocher de les provoquer volontairement par des incisions prématurées. Nous reviendrons à l'article du *Traitement* sur la valeur indicative de la fluctuation.

La période d'inflammation et de suppuration s'accompagne de frissons irréguliers, de fièvre et d'agitation qui la précèdent quelquefois et s'amendent toujours après la formation et l'évacuation du pus.

A l'encontre du phlegmon, l'adénite lymphatique abcédée ne se réduit pas immédiatement; la résolution en est lente et embarrassée. Il arrive que le pus se tarit tout à fait, la plaie se ferme, et la tumeur persiste. Cette ténacité de l'engorgement s'explique par la multiplicité des éléments qui y ont pris part. Chacun doit céder, en quelque sorte, à son tour et dans un sens inverse à celui selon lequel il avait été affecté. En effet, le tissu cellulaire sous-cutané, le dernier envahi, se dégorge le premier; puis viennent les couches sous-ganglionnaires, puis l'infiltration glandulaire et l'adénite elle-même, avec une différence dans la réduction, égale à celle de la vitalité propre d'éléments anatomiques aussi dissemblables.

La résolution de l'adénite aiguë peut avoir lieu avant son passage à l'état de suppuration, et ce mode de terminaison « plus commun qu'on ne le pense, » dit M. VELPEAU, doit être provoqué autant que possible. On a lieu de l'espérer, quand l'inflammation paraît se circonscrire dans une glande unique et dans son intimité seule, ou, lorsqu'elle dépend d'une cause éloignée qui a promptement disparu. Cette heureuse issue s'obtient difficilement, si la peau et les couches sous-jacentes sont envahies par une phlogose intense et un engorgement considérable.

La suppuration d'un ganglion lymphatique est, en thèse générale, une affection grave, hormis peut-être le cas où l'abcès, de forme tout à fait *sur-aiguë*, a marché très-rapidement. Le plus souvent, les portions engorgées qui restent dans le foyer, les points décollés, continuent à fournir du pus, et des trajets fistuleux se développent au voisinage, quelquefois même assez loin. La peau se désorganise de proche en proche; elle s'indure autour des ganglions devenus plus denses à leur centre. En même temps, les couches découvertes se boursouflent et végètent au travers des issues que l'ulcération, sinon le traitement, leur a ménagées. Van Swiéten avait déjà noté ce mode de suppuration partielle, comme propre aux glandes strumeuses de la région du col [1].

II. *Adénite chronique.*

Conséquence presqu'inévitable de cet état suppuratoire stationnaire ou plutôt lentement désorganisateur des glandes abcédées, elle s'annonce par la diminution successive et la disparition finale des signes cardinaux de l'inflammation aiguë, *douleur, chaleur* et *rougeur; la tumeur* exceptée; car, si on examine de très-près, on constate que la turgescence sanguine seule n'existe plus, les tissus altérés sont passés à l'état d'induration.

Une partie de ces modifications s'observe fréquemment

---

[1] *Quidam ex his tantum, non omnes simul, suppurantur.*

aussi dans la résolution des adénites non suppurées ; mais il reste indéfiniment, aux endroits qu'elles occupaient, des noyaux concrets, isolés, mobiles, tout à fait inertes, à moins que de nouvelles causes d'irritation ne viennent les exciter derechef.

Quand les ganglions malades sont parvenus à cet état phlegmasique chronique et que le travail pyogénique semble impuissant à en atténuer le volume et à en résoudre l'induration, ils deviennent pour d'autres glandes circonvoisines des causes déterminantes d'irritation et de tuméfaction consécutives ; des dispositions fâcheuses aux récidives s'établissent. Enfin, lorsqu'ils se multiplient ainsi localement, « leur longue persévérance entraîne suc- « cessivement, dit M. Bégin[1], des effets désastreux pour « l'organisme entier. Sous leur influence, les sujets pâ- « lissent, s'affaiblissent, s'étiolent ; l'organisation lympha- « tique prédomine de plus en plus, et l'état scrofuleux, qui « paraissait d'abord lui être complétement étranger, se ca- « ractérise graduellement de la manière la plus manifeste. »

L'inflammation chronique des ganglions lymphatiques s'observe aussi comme forme primitive de l'altération de ces organes. Leur tuméfaction est alors obtuse, accompagnée de douleurs sourdes, sans changement de couleur à la peau et sans réaction générale. L'engorgement, plus consistant que dans l'acuité, après avoir fait des progrès pendant quelque temps, reste souvent indolent ; ou bien tout à coup, sans qu'on s'explique comment, à la suite d'un traumatisme, de fatigues, d'excès ou d'écarts de régime, l'adénite s'endolorit, la peau rougit, et une véritable inflammation s'allume. C'est là parfois un effort sa-

---

[1] *Op. citato*, p. 227.

lutaire de l'économie pour arriver à la guérison, d'autant mieux que l'état chronique cède rarement par résolution. Ses terminaisons les plus ordinaires sont : *l'induration permanente* et *la suppuration* qui peuvent être suivies elles-mêmes des dégénérescences *squirrheuse, tuberculeuse, cancéreuse, mélanique* et *ostéo-cartilagineuse.*

Durant la marche naturellement sub-inflammatoire et obscure du cancer, des ulcères atoniques, de la tuberculisation interne des scrofules et des dermatoses invétérées, l'adénite se manifeste fréquemment. Sa dépendance est plus ou moins accusée par les caractères propres aux lésions antécédentes. L'inflammation ganglionnaire ne conserve d'ailleurs pas longtemps son cachet idiopathique, et la tumeur participe tôt ou tard de l'altération des organes primitivement attaqués.

§ 5. *Anatomie pathologique.*

Les altérations des glandes varient selon la nature et l'intensité des lésions dont elles ont été le siége.

1° Dans la période *aiguë*, le tissu est rougeâtre, tuméfié, rénitent et légèrement densifié par l'engorgement. Quand on l'excise, ses coupes violacées, lardées de coagulum foncé, laissent échapper quelques gouttelettes de sang, de sérosité ou de pus: on a comparé assez exactement aux parenchymes du cœur et de la rate, l'aspect intérieur des ganglions, durant les deux premiers degrés de l'inflammation[1]. Les circulations rouge et blanche ne s'y feraient déjà plus, d'après M. GENDRIN; du moins, les nombreuses injections qu'il a tentées, ont toujours montré l'obstruction complète des vaisseaux afférents aux

---

[1] OLLIVIER, *Dict. de méd.*, t. XVIII, p. 382.

glandes enflammées. BRESCHET a signalé cette analogie de la lymphangite avec l'artérite obturante ; elle rend bien compte de l'engouement et de l'œdème qui entourent constamment les tumeurs lymphatiques : si la suppuration a commencé, on observe déjà de petits foyers disséminés ; a-t-elle marché franchement, la glande entière peut avoir disparu dans une collection de pus à laquelle sa membrane propre sert d'enveloppe.

2° L'adénite *sub-aiguë*, forme assez commune de la maladie récente ou de celle qui ne tend ni à la résolution ni à la suppuration, offre une couleur grisâtre et des locules purulentes, dues à la décomposition des liquides retenus : son tissu est dépressible et friable ; d'autres fois, il reste consistant, spongieux, et il en suinte une sérosité opaline.

5° Pendant la *suppuration chronique*, les glandes *ulcérées*, ramollies, boursouflées et fongueuses, blafardes ou marbrées de gris, de jaune et de rouge, facilement saignantes, s'isolent pour ainsi dire dans leur enveloppe épaissie. L'intérieur, mi-parti solide, mi-parti liquide, renferme un pus particulier qui rappelle celui des abcès froids, et que J. L. PETIT[1] considérait comme de la lymphe dégénérée. RUST[2] appelle ces cavités morbides des *abcès lymphatiques ;* j'en ai observé une qui était constituée par quatre petits kystes purulents, à parois solides, et indépendants les uns des autres. Si l'irritation s'exalte, persiste et dépasse le ganglion, celui-ci, par des ramifications profondes, gagne, circonscrit, écarte, déprime, atrophie les gaînes musculeuses et vasculaires, soulève les aponé-

---

[1] *Malad. chir.*, t. I, p. 168 et suiv.
[2] *Mémoires*, etc., t. I.

vroses, englobe les ganglions voisins, et le scalpel ne divise plus qu'un magma cellulo-fibreux, informe et sans caractère déterminable.

4° Dans *l'induration sans plaie* il y d'abord augmentation de volume: une couche de tissu conjonctif lâche environne la glande et la rend plus ou moins roulante. La tumeur est lamelleuse ou concrète, criant sous le scalpel, parfois cartilagineuse ou même pierreuse: on croirait presque avoir affaire à une de ces transformations crétacées que M. Roger[1] a décrites dans son remarquable travail sur la curabilité de la phthisie.

5° *Les dégénérescences* des ganglions se rattachent en général à l'induration et à la suppuration chroniques.

La tuberculisation, moins fréquente à l'extérieur du tronc que dans les cavités et au voisinage des viscères, (bronches, médiastin, mésentère), d'après Lænnec et Lombard[2], a été notée pourtant, nombre de fois, à la région cervicale et à l'aine, infiltrée ou en masse, crue, puis ramollie, caséeuse ou liquide. Très-exceptionnellement fibroïde, la matière tuberculeuse, difficile à diagnostiquer à l'œil nu, se reconnaît aux caractères microscopiques suivants résumés par M. H. Lebert[3] :

1° Globules spécifiques de $\frac{1}{120}$ à $\frac{1}{140}$ de millimètre de diamètre, de forme polyèdrique allongée, contenant une masse transparente, des granules moléculaires au nombre de 4, 5, 10 dépourvus de mouvement, qui sont peut-

---

[1] *Arch. de méd.*, 1839, t. V.

[2] 100 nécropsies d'enfants tuberculeux ont donné 97 cas de ganglions bronchiques, 31 de mésentériques, 7 seulement de cervicaux et 3 d'inguinaux.

[3] *Physiol. pathol.*, p. 159 et 160.

être les noyaux de cellules incomplétement développées : la coloration propre des corpuscules tuberculeux est d'un jaune pâle.

2° Granules moléculaires de $\frac{1}{800}$ à $\frac{1}{400}$ de millimètre, disséminés dans toute la masse, d'une nature non encore spécifiée.

3° Substance interglobulaire, demi-transparente, d'un jaune grisâtre, qui réunit entre eux les globules du tubercule, bien plus solidement que cela n'a lieu dans les autres produits morbides. Sa densité oppose une certaine résistance à la pénétration des vaisseaux, aussi ce tissu n'en présente-t-il pas.

De la graisse, du dépôt mélanique, des fibres, des cristaux, des globules de pus, se montrent, mais irrégulièrement, dans le tubercule.

Le cancer, sous ses diverses formes, affecte en plus grande proportion les ganglions lymphatiques externes : on y découvre, comme éléments de cette production hétéromorphe[1], des globules de $0^{mm},018$ à $0^{mm},05$, à contours ronds, ovoïdes, irréguliers ou fusiformes, renfermant un noyau arrondi ou ellipsoïde, dont les dimensions oscillent entre $0^{mm},0075$ et $0^{mm},02$. Ce noyau contient des nucléoles grumelés, au nombre de 1 à 5, et variant entre $0^{mm},0025$ et $0^{mm},0055$; dans certains cas il en a été mesuré de $0^{mm},01$. Avec de forts grossissements, on voit quelquefois dans leur intérieur des nucléoles secondaires. Les globules cancéreux sans enveloppe, isolés, ou enchevêtrés d'expansions membraneuses, les cellules composées de plusieurs couches, apparaissent quand le tissu cancé-

---

[1] LEBERT, *op. cit.*, p. 426 et 427, t. II et atlas.

reux se transforme en s'altérant et s'infiltre de granules et de graisse. Les éléments accessoires sont des fibres entre-croisées, mélangées de corps fibroplastiques fusiformes, de globules graisseux, de granulations, de cristaux, de cho-lestérine; et des vaisseaux.

Dans *le squirrhe*, l'enveloppe des globules est en général bien conservée, les noyaux sont petits, leurs contours assez variables.

Dans la forme *encéphaloïde*, le noyau se montre plus dé-veloppé, plus souvent elliptique, finement ombré au bord, renfermant des nucléoles très-distincts; ces noyaux, pour la plupart, ont des enveloppes irrégulières ou fusiformes.

Comparons, pour mieux saisir les différences, avec l'état sain et l'hypertrophie :

Hypertrophie. Trame fibreuse très-fine, parsemée de points qui, sous un grossissement plus fort, deviennent des globules; leurs éléments principaux sont des noyaux ronds et surtout elliptiques; les ronds ont en moyenne $0^{mm},01$, et quelquefois seulement $0^{mm},0075$; les ellip-tiques donnent de $0^{mm},005$ à $0^{mm},0075$ de largeur; dans certains cas, une enveloppe ovoïde porte leur diamètre à $0^{mm},0125$. Les noyaux renferment 1 à 2 nucléoles très-petits qui ont l'apparence de granules noirs; il y en a de cunéiformes et de fusiformes.

Glande saine. Trame fibreuse qui traverse la glande en tous sens, noyaux extrêmement petits, n'ayant, en moyenne, que $0^{mm},004$ à $0^{mm},095$, très-rarement $0^{mm},0075$; dans leur intérieur apparaît un nucléole. Très-exceptionnellement on y voit des globules plus complets, munis d'une membrane d'enveloppe, ou des noyaux ellip-tiques. Quand on rencontre ces globules unis à l'élément fibreux, ils indiquent le passage de la cellule à la fibre.

La mélanose, observée par M. CRUVEILHIER dans les ganglions lombaires, est, selon BRESCHET, plus commune qu'on ne croit dans les glandes lymphatiques ; elle consiste en masses noires autour et à l'intérieur du ganglion qui s'atrophie par leur pression même.

Par les mots *productions osseuses*, les auteurs ont voulu désigner des amas de matière terreuse analogue au calcaire osseux, renfermés dans une trame fibreuse très-serrée, qui est la base de la tumeur, et qui donne parfois les dehors du cartilage. Ordinairement partielles, ces concrétions peuvent recouvrir toute la glande et former ainsi autour d'elle une coque inorganique.

§ 4. *Diagnostic*.

Il est généralement aisé et se déduit : 1° de l'absence des signes caractéristiques des autres tumeurs ; 2° de la situation anatomique.

Si l'on excepte le creux axillaire, assez souvent encore occupé par le phlegmon simple et par les tumeurs fibreuses, les autres siéges habituels d'adœnopathies n'exhibent presque jamais d'abcès chauds ou de lésions analogues, en apparence, aux ganglionnites lymphatiques. Les engorgements fibreux de l'aisselle, si communs chez les femmes, se distinguent assez nettement par la préexistence des dégénérescences mammaires auxquelles ils font suite.

Ce que nous avons exposé des symptômes et de la marche de l'adénite aiguë ne permettra pas de la confondre avec la forme chronique qu'elle revêt dans certaines cachexies ; des attributs signalétiques viendraient alors en aide au clinicien.

Dans les cas de dégénérescences, on serait coupable de

ne pas demander au microscope la clef d'altérations impossibles, pour la plupart, à déterminer autrement.

Selon M. MANDL[1], le pus des abcès scrofuleux contient des grumeaux sans organisation, pareils à ceux de la masse tuberculeuse. Ce signe pourrait fixer le véritable caractère de l'affection.

§ 5. *Pronostic.*

Les adénites aiguës, avec ou sans abcès, guérissent assez bien. Chroniques, entées trop souvent sur une constitution en souffrance, elles épuisent l'organisme par une longue suppuration. La tuméfaction qui les accompagne gêne les parties, ulcère les tissus et peut perforer les artères voisines. M. NÉLATON[2] en cite un exemple mortel, observé à Paris, en 1859, à l'hôpital Saint-Louis. Dans un cas moins funeste, rapporté par LISTON[3], le sang jaillit du vaisseau érodé, après l'incision de la tumeur, et on dut procéder à la ligature.

Selon la région occupée, la maladie a encore une gravité différente; elle est plus bénigne dans le pli de l'aine que dans l'aisselle; nous verrons pourquoi.

Comme toutes les inflammations, elle devient redoutable par les chances qu'elle fait courir, d'érysipèle, de phlegmon diffus, de gangrène, de pyoèmie, de phlébite.

En résumé, elle tire moins sa gravité d'elle-même que de phénomènes concomitants ou ultérieurs. La diathèse scrofuleuse en est, sans contredit, la condition la plus défavorable.

---

[1] *Traité du microscope*, p. 119.
[2] *Éléments de chirurgie*, t. I.
[3] Cité dans les *Mém. de chir. milit.*, t. LIII, p. 260.

§ 6. *Traitement.*

Il comprend des moyens *généraux* et *locaux*, variables suivant l'espèce de l'adénite, ses périodes *aiguë* ou *chronique* et leurs différentes phases.

I. *Traitement général.*

L'hygiène revendique la première place, au double point de vue prophylactique et thérapeutique. Toutes les circonstances de nourriture, d'habitation, de profession, capables de causer la maladie, seront scrupuleusement interrogées et modifiées dans les limites du possible. Il n'est pas rare, pour les chirurgiens militaires, de trouver radicalement guéris, au retour d'un congé de quelques mois, des hommes que, de guerre lasse, après de longs et infructueux traitements, ils avaient envoyés dans leurs foyers.

Les lymphadénites, généralement sub-aiguës dans leur développement, n'échappent pas cependant aux réactions inséparables de toute perturbation de l'économie. La fièvre, la constipation réclament le repos, une diététique appropriée; quelquefois, mais toujours avec mesure, des évacuations sanguines. Habituellement M. Baudens[1] dispose, par un purgatif léger ou une saignée déplétive, ses malades au traitement définitif. Dans les hôpitaux de l'armée, sur des hommes adultes et bien constitués, ces deux moyens combinés rendent la circulation plus libre, favorisent l'absorption et secondent la médication locale.

Dans le but d'améliorer et de corriger une prédisposi-

---

[1] *Gaz. des hôpit.*, 1849, n° 27.

tion vicieuse, on s'est adressé aux *toniques*, aux excitants, aux fondants, à une foule de substances dans lesquelles le hasard, l'induction expérimentale, même l'empirisme pur, ont dévoilé des propriétés salutaires. La résistance des scrofules envers tous les traitements rationnels justifie sans doute la multiplicité de ces remèdes; nous indiquerons les plus usités.

Les travaux de M. LUGOL ont contribué puissamment à la vogue de l'*iode*, en dissolution à l'intérieur et à l'extérieur. M. COINDET, de Genève, avait étudié, avant le médecin français, ses effets sur la nutrition et le développement des glandes; l'affinité du principe pour le système absorbant est manifeste, comme son aptitude à y modérer l'activité pathologique; mais il a été accusé, non sans raison, d'abolir la vitalité jusqu'à déterminer l'atrophie, et de fatiguer le tube digestif. Associé au mercure, au fer, au potassium, sa tolérance est plus marquée. L'iodure de mercure et l'iodure de potassium agissent mieux comme résolutifs; l'iodure ferreux ranime la circulation rouge et obvie ainsi à la surcharge des vaisseaux blancs, cause effective d'engorgement. L'iodure potassique répond à la même nécessité; on préférera l'iodure de mercure aux deux autres, toutes les fois qu'il y aura connaissance ou présomption d'antécédents syphilitiques.

L'action des iodiques est quelquefois d'une rapidité et d'une sûreté vraiment surprenantes. D'après M. LÉVRAT (de Lyon)[1], on donnait avec succès la teinture d'iode à un malade atteint de parotidite et de lymphadénite cervicale; au bout d'un certain temps on crut pouvoir s'arrêter. Les symptômes qui avaient cédé jusque-là, s'exas-

---

[1] *Bull. de l'Acad.*, t. IX, p. 9.

pérèrent immédiatement. Bien vite on revint au médicament et la guérison reprit son cours jusqu'à disparution complète de la maladie.

L'huile de foie de morue, dont on a vanté depuis peu les bienfaisantes vertus contre la tuberculisation pulmonaire, paraît avoir les avantages de l'iode sans irriter, comme lui, la muqueuse intestinale. A. Ruef, de Buhl, dit[1] avoir guéri par elle seule et dans l'espace d'un mois, une petite fille de neuf ans dont le col était farci de glandes indurées et ulcérées. Une demoiselle de vingt ans, affectée de ganglionnite sous-maxillaire gauche, fut débarrassée, après six années de tâtonnements, par l'huile de foie de morue et l'eau iodo-bromurée d'Adélaïde d'Heilbronn (Bavière), conseillées par Graffenauer[2].

Lisfranc employait, à la Pitié, le *muriate de baryte*, importé en France par M. Sirus Pirundi, comme agent héroïque contre les tumeurs blanches : nous l'avons vu administrer à la dose de 2, 3 et 4 décigrammes dans 125 grammes d'eau distillée, chez un enfant porteur d'une glande axillaire de la grosseur du poing ; on lui avait proposé l'ablation. Il éprouva une diminution sensible au bout de trois jours ; un mois après il était rétabli.

L'écorce de *chêne* a été essayée avec quelque succès. Delens[3] accorde à l'*aulnée* (*enula helenium*) une grande efficacité pour dompter l'excès de lymphatisme et les tumeurs glandulaires qui le traduisent. Il prescrivit la racine (8 à 16 grammes dans un litre d'eau) à une dame scrofuleuse, très-débilitée et atteinte d'une lymphadénite

---

[1] *Ann. de* Schmidt; t. XIII, p. 305.

[2] *Arch. méd. de Strasbourg*; p. 373 (1837).

[3] *Journal de méd. et chir. prat.*, 1836, p. 434.

considérable. Le résultat dépassa toutes les prévisions; la glande cessa de s'accroître; dès le lendemain elle était fondue de moitié; il n'en restait plus rien au bout de quelques jours.

Quarin[1] cite un fait de parotidite et glandes sous-maxillaires très-enflées, guéries par la *ciguë*, plante anciennement renommée d'ailleurs pour fondante et résolutive.

Fournier-Pescay, M. Bégin et quelques auteurs recommandent les *bains froids*, afin de prévenir et de combattre les accidents qui incombent aux organisations lymphatiques. L'eau froide favorise l'essor du tempérament sanguin, pourvu qu'on en gradue l'usage d'après la force du sujet. Les *eaux minérales* réussissent encore, et par les principes actifs qu'elles contiennent, et par les circonstances hygiéniques heureusement inhérentes à leur emploi.

Parlerai-je des attouchements et des paroles mystiques, des onctions, au moyen desquels les rois de France, à en croire les moines et les courtisans, guérissaient jadis les tumeurs écrouelleuses? Les mendiants et vagabonds qui se présentaient aux consultations princières en rapportaient d'ordinaire d'assez grasses aumônes, et ces témoignages de la munificence souveraine contribuaient, pendant un certain temps, à l'amélioration de leur nourriture; joignez à cela le changement d'air et d'habitudes déterminé par un voyage, et il restera bien peu de chose pour le miracle. Il n'est plus question aujourd'hui de ces pratiques; leur crédit n'a pu résister au progrès des lumières et au contrôle de la civilisation.

---

[1] Szerlecki, *Dict. de thérap.*, t. II, p. 214.

3.

Ce sujet me remémore les *bols de savon d'Alicante*, *de scrofulaire*, *d'éponge et de poudre de vipère*, remède spécifique anti-scrofuleux de ce bon Faure[1], de l'Académie de chirurgie, avouant naïvement « que l'exer « cice soutenu, les bons aliments, la plus exquise pro « preté, le bon vin, l'air chaud et sec, étaient des *auxi « liaires indispensables* de sa formule. »

II. *Traitement local.*

1° *Adénite aiguë*

1° Il faut combattre les affections voisines ou éloignées qui ont pu provoquer l'adœnopathie ; la persistance de celle-ci, souvent, ne reconnaît pas d'autre cause, et il suffit de la faire cesser pour que le mal disparaisse entièrement.

2° Dans la forme franchement inflammatoire, on recourra aux sangsues suivies de topiques émollients. C'est le traitement du phlegmon aigu, dont la maladie affecte à peu près la marche ; si la résolution ne s'opère pas, on empêche du moins la phlogose de s'étendre, et on diminue d'autant sa gravité. La suppuration survient-elle ? le travail est rendu plus prompt et moins douloureux. Il est encore possible de tenter la résorption de la tumeur, au début, par un des moyens suivants.

a) La chaleur humide, concentrée sur l'adénite à l'aide du coton cardé ; de flanelles modérément serrées, recouvertes de taffetas ciré, pour empêcher la perte du calorique et de la transpiration vaporisée. Cette pratique, très-usuelle dans nos hôpitaux militaires, est excellente, seule, ou comme adjuvant d'autres méthodes.

---

[1] *Prix de l'Acad. de chir.*, t. III, in-8°, p. **27**.

b) *Les frictions mercurielles* conseillées par M. Velpeau[1] à titre d'antiphlogistique et de résolutif, de prime
abord ou après les évacuations sanguines, conviennent
aux individus dont la circulation est peu énergique. Le
professeur de la Charité cite des malades jeunes et robustes
guéris vite et plus sûrement par ce moyen ; M. Bégin[2]
en a obtenu de bons effets. M. Baudens[3] associe le camphre
au mercure. Le succès du traitement nous a paru plus
certain dans les adénites très-récentes , alors que la fluxion
n'est pas arrivée au paroxysme ; les frictions, dirait-on ,
l'arrêtent, la font rétrograder, et la résolution s'opère
très-promptement.

c) *La compression,* quand la région s'y prête , a réussi
à M. Bégin[4] qui lui reproche toutefois, lorsqu'elle
manque son effet , « de ramollir les glandes et de les con.
« vertir en abcès.» M. Malle[5] croit la rendre plus efficace
à l'aide de feuilles de plomb , et la suspend « aussitôt qu'elle
« excite de la douleur et de la chaleur.» M. Velpeau[6] en est
peu partisan, « parce qu'elle borne son action aux couches
« extérieures.» Il n'y a rien d'absolu dans ces appréciations
générales, toutes sont subordonnées aux cas particuliers.

d) *Les vésicatoires volants,* avantageusement mentionnés par MM. Velpeau, Baudens, H. Larrey[7], et journellement favorables, dans nos salles , à la résolution des adénites syphilitiques, activent le cours des liquides autour
et dans la substance même du ganglion ; ils accélèrent,
révulsent, modifient la fluxion; la dénudation qu'ils

1 et 6 *Arch. de méd.*, 1836, t. X, p. 21.
2 et 4 *Op. cit.*, p. 232.
3 *Gaz. cit.*
5 *Arch. méd. de Strasb.*, 1836, p. 373.
7 Cit. par M. Follet, *Gaz. méd.*, 1844, p. 544.

effectuent favorise l'absorption des topiques fondants ; quand le temps de la résolution est passé, ils échauffent la tumeur et hâtent sa suppuration en l'homogénéisant, ce qui est encore une bonne terminaison.

5° Lorsque la fonte purulente a lieu, malgré les médications indiquées, ou, parce qu'il est trop tard pour les essayer, on doit se borner à faire mûrir l'abcès par des applications émollientes, des bains, des cataplasmes, etc.

4° La suppuration formée, il faut se préoccuper du *moment* et des *moyens* de lui donner issue. De là souvent dépend l'avenir de la cure.

Si on laisse le pus se frayer lui-même un chemin vers la peau, il pourra fuser autour de la tumeur, s'étendre entre les muscles, surtout si la glande est profonde ; presqu'inévitablement, il amincira, décollera et ulcèrera les téguments : il faudra bien les fendre plus tard, pour n'obtenir qu'une cicatrice étendue et difforme, méthode lente et préjudiciable à l'économie au sein de laquelle on aura prolongé gratuitement le séjour d'une épine dangereuse.

A l'art donc, de devancer l'effort de la nature et d'agir, mais ni *trop tard*, ni *trop tôt*. Trop tard, le bénéfice est nul, l'influence fâcheuse de la suppuration est acquise, on ne fait qu'ajouter sans profit une douleur stérile à une situation peu susceptible d'amendement. Il ne s'agit plus alors seulement de soustraire le pus ; ce sont des tissus désorganisés qui demandent à être enlevés ; nous verrons tout à l'heure comment. Ouvertes trop tôt, les tumeurs glandulaires incomplétement ramollies, laissent des plaies béantes, sanieuses, dont les bords, écartés par des portions de ganglions non suppurés, se renversent et se décomposent de proche en proche ; la glande elle-même, véritable corps étranger, s'engorge, végète et s'indure. Qu'on me permette sur ce sujet quelques réflexions pratiques.

La fluctuation des abcès glandulaires peut être perçue faussement, lorsque la suppuration, au lieu de détruire la totalité de l'organe, attaque partiellement plusieurs fractions de sa masse. Le tissu devient alors dépressible, rénitent, au point de donner tout à fait le change à un observateur peu attentif; de même, certaines adénites profondes, sous-aponévrotiques, produisent, au toucher, la sensation d'élasticité particulière aux collections purulentes, et souvent elles ne sont encore qu'à l'état d'engorgement sanguin. Les glandes superficielles, de leur côté, suppurent d'ordinaire vite et abondamment à la périphérie. La saillie cutanée en impose alors et ferait croire à un ramollissement entier qui n'existe pas. Appliquez méthodiquement les doigts sur la tumeur, vous pourrez fort bien, dans la plupart des cas, sentir le corps de l'adénite; il est même une impression qui nous semble caractéristique dans ce toucher, c'est celle d'une *excavation à bords coupés à pic.*

Il importe, comme on le voit, que l'exploration des ganglions abcédés soit pratiquée avec le plus grand soin; s'il subsistait des doutes, une ponction exploratrice achèverait de les dissiper.

L'opportunité d'ouvrir l'abcès reconnue, les auteurs diffèrent sur le mode d'exécution. Le bistouri semble l'emporter par la prestesse et la netteté du manuel. On lui a reproché, M. Sédillot surtout, de prédisposer à l'ulcération et à la pyoèmie, en livrant au contact immédiat du pus les orifices nombreux et béants des capillaires divisés. Les caustiques échappent à cette accusation. De plus, ils appellent, au lieu de leur apposition, un afflux de liquides

favorable à la résolution et à la cicatrisation ; ce mouvement, d'après M. Bégin[1], se transmet heureusement aux
portions de la glande qui resteraient au fond de la plaie.
Si la peau est mince, livide, dénudée, les escharrotiques
la détruisent d'un seul coup. M. Velpeau s'en tient à l'instrument tranchant, « supérieur, dit-il, à la cautérisation,
« lorsqu'on adopte pour précepte d'ouvrir de bonne heure. »
Nous réservons cette manière de faire pour l'adénite franchement phlegmoneuse, quand nous voulons obtenir une
cicatrice aussi étroite que possible ; autrement, la pâte de
Vienne, si commode à employer, nous paraît infiniment
préférable, notamment quand il y a décollements, fistules
et ulcération.

L'innocuité relative des plaies soustraites au contact de
l'air par les sections sous-cutanées a fait appliquer le tro-
cart et les ponctions multiples à l'évacuation des glandes
abcédées. En général, les essais que j'en ai tentés ne
m'ont pas réussi. M. Baudens conseille encore, après
avoir vidé le pus par une seule ponction, « de laisser
« revenir peu à peu, de jour en jour, la tumeur sur elle-
« même, pour la ponctionner de nouveau. » J'ai injecté
l'iode, le vin aromatique, l'alcool, purs ou mitigés, dans
l'intérieur des abcès. Triste réalité ! on ne peut rien fonder sur ces procédés, même dans des conditions identiques
en apparence. Ici, ils guérissent avec une rapidité mer-
veilleuse ; là, ils enflamment, exaspèrent, provoquent une
gravité que rien ne faisait pressentir.

L'abus des émollients et des topiques humides peut être
très-funeste dans le pansement des adénites aiguës suppurées. On doit s'abstenir, en outre, des appareils volu-

---

[1] Mém. cité, p. 24.

mineux et des liens qui compriment et étranglent les parties. Aussitôt les symptômes inflammatoires dissipés, il convient de stimuler la plaie par de légers irritants, vin aromatique, digestif, décoction de feuilles de noyer (JuRINE et NÉGRIER); bref, il faut la traiter comme si elle était simple. S'obstiner à poursuivre la réunion immédiate est peine perdue. Heureux encore si la réunion secondaire ne se fait pas trop attendre! S'il restait de l'engorgement, des frictions circonvoisines hâteraient la résolution.

2° Adénite chronique.

1° Mêmes recommandations que dans la période aiguë pour les lésions locales antécédentes ou concomitantes.

2° Quoique des applications réitérées de sangsues en petit nombre aient réussi dans la forme indurée, leur indication formelle est rare. La compression et les frictions mercurielles, isolées ou associées, les vésicatoires volants, la pommade émétisée[1], les iodures déjà nommés, méritent plus de confiance; ils ramènent parfois avec profit l'acuité. Le massage a donné de bons résultats à MM. VELPEAU, MALGAIGNE et BAUDENS. En déchirant le parenchyme des glandes, il les rend plus perméables, et elles se prêtent mieux aux efforts de l'absorption; M. NÉLATON l'accuse de produire des suppurations diffuses. J'ai vu essayer, sans grand bénéfice, les hachures du tissu induré et le séton préconisé par M. LAVANIER.

3° L'adénite chronique ulcérée, véritable abcès froid, indolent, irrégulier, fongueux, désespoir des chirurgiens, exige des moyens plus énergiques.

Quand le foyer d'une glande abcédée continue de sup-

---

[1] YVAN, Journ. des conn. méd.-chir., mars 1834.

purer, il faut, professe M. Bégin, cautériser l'intérieur avec la pierre infernale ou le nitrate acide de mercure, pour changer le mode sécrétoire. Fabre[1] avait déjà proposé « de détruire le fond de l'ulcère avec les corrosifs ou « l'instrument tranchant, sans quoi il ne sera jamais dé- « tergé complétement ; il y croîtra des chairs fongueuses « et à la fin même il pourra y avoir dégénérescence can- « céreuse. » Le cautère actuel agirait plus directement, mais les régions ne se prêtent pas indistinctement à cette application, toujours effrayante pour les malades. Percy traitait par la cautérisation objective les engorgements froids et les tumeurs indolentes.

On bourre l'intérieur des glandes ulcérées et fistuleuses avec la charpie sèche, pour qu'elles suppurent ; on les larde de trochisques, on les scarifie, on les excise, on les torture de toutes façons. Les fondants, les emplâtres de Vigo, de ciguë, sont appliqués tour à tour. Malgré tant d'efforts accumulés, on arrive au découragement, vaincu par un état immuablement stationnaire. Une dernière ressource reste quelquefois : l'extirpation.

4° L'*extirpation* des glandes serait une idée déjà ancienne, d'après le passage suivant de Bassius[2] : « *Glan-* « *dulosœ eminentiœ à quálicumque causá solidescentes* « *et ubique hospitantes, fundilús sunt evertendœ ; loco* « *idoneo, situ commodo, absentiá capatiorum vasorum* « *nervorumque, et beneficio ferri, uno actu, brevi,* « *paucis doloribus....* » MM. Bégin et Velpeau, joignant l'exemple au précepte, ont érigé en règle de traitement et en mode opératoire déterminé l'ablation des ganglion-

---

[1] Prix de l'Acad. de chir., *Des remèdes détersifs*, etc.
[2] Ibid., t. I, p. 48 (in-8°).

nites indurées. Elle a été répétée un grand nombre de fois et avec des modifications diverses par MM. Baudens, Sédillot, Diday, H. Larrey, Malle et nous-même.

Nous renvoyons à la deuxième partie de ce travail les détails opératoires nécessairement subordonnés aux circonstances individuelles et locales. Nous nous bornerons ici à quelques considérations sommaires sur les indications, les contre-indications, le choix des méthodes d'extirpation et les pansements consécutifs.

a) Indications et contre-indications. L'impuissance des remèdes rationnels, l'état indolent des symptômes, l'imminence d'une dégénérescence, les atteintes portées à la constitution par un séjour prolongé au lit ou dans les hôpitaux, une mobilité des parties excluant la présomption de racines profondes, etc., justifient l'opportunité de l'opération. On ne s'y décidera toutefois qu'autant que les irritations provocatrices auront été détruites et que le mal extérieur ne se reliera pas à des tumeurs, de même nature ou dissemblables, siégeant dans l'intimité des régions et des cavités voisines. Les grands viscères, les poumons devront être nets de tout indice de tubercules. Le cancer ou la scrofule, sur la confirmation desquels il reste encore quelques doutes, ne constituent pas des motifs irrécusables de s'abstenir; soulager une économie, non encore tout à fait viciée, de l'épine qui en trouble l'harmonie fonctionnelle, n'est-ce pas la placer dans une situation meilleure? Tandis que porter l'instrument et éveiller un traumatisme au milieu d'un organisme profondément altéré, c'est susciter témérairement des dangers et des tempêtes où le naufrage est bien prochain. Le voisinage de nerfs, de vaisseaux, d'organes importants doit aussi faire réfléchir le chirurgien.

b) Méthodes d'ablation. Elles se réduisent à trois : les caustiques, la ligature et l'excision ; chacune a ses partisans exclusifs et peut trouver, à son tour, une indication avantageuse.

La *cautérisation*, si généralement répandue depuis la découverte de la pâte de Vienne, est appliquée par M. Ricord à presque tous les engorgements ganglionnaires chroniques rebelles, qu'il y ait ou non solution extérieure. Malgré sa bonté déjà reconnue, ce procédé, long et douloureux dans l'extirpation totale, entame largement la peau et souvent pas assez l'épaisseur de la masse morbide ; il faut alors y revenir à plusieurs reprises.

La *ligature* ne convient et n'est possible que pour les glandes pédiculées ou isolées par la suppuration. Très-expéditive en ce cas, elle n'est, vu la rareté de l'occasion, qu'un procédé exceptionnel.

L'*excision* avec le bistouri, les ciseaux et la pince à érigne a aussi ses périls et ses difficultés. La friabilité existe au plus haut degré dans les glandes suppurées ; la pince ne saisit rien en s'y implantant, et le champignon glandulaire fuit au devant de l'instrument ; ou bien, dans des conditions meilleures, la pointe du bistouri, sa lame seule, s'il est convexe, blessent, divisent çà et là les parois vasculaires du kyste ou de ses connexions ; on a des hémorrhagies interminables et on s'expose à laisser en place des tissus malades.

Aussi MM. Bégin, Velpeau et Baudens sont-ils d'accord pour limiter l'emploi de l'instrument tranchant à la division des téguments et des couches superficielles. « Il faut, « dit le premier, dans les régions profondes, faire agir « plutôt le doigt ou le manche du bistouri et incliner la « masse morbide successivement en haut, en bas et laté-

« ralement, afin de la détacher.» M. Baudens détruit, à
l'aide d'une spatule, les adhérences de l'intérieur du kyste
avec le ganglion, pour *l'énucléer;* il n'est plus retenu
alors que par le faisceau nervoso-vasculaire. Ce pédicule
ne doit pas même être coupé; on le tord afin de conjurer
l'hémorrhagie, les artères déchirées s'obturant, pour ainsi
dire, d'elles-mêmes. Il n'en est pas ainsi quand on dissèque, et M. Baudens [1] a expliqué pourquoi : « Les vais-
« seaux qui ont grossi avec la glande traversent, pour y
« arriver, les parois d'un kyste dû au feutrage des lames
« du tissu cellulaire refoulé; une fois coupés, ils se ré-
« tractent en dehors, et le fond du sac devient une espèce
« de crible qui fournit constamment du sang. On croit
« saisir les artérioles; on ne prend que les pertuis du
« kyste....»

La difficulté d'étreindre convenablement, avec l'érigne,
des tissus incohérents a suggéré à M. Diday [2] l'idée d'une
petite cuiller à bords tranchants et coudée sur son manche,
assez analogue à celle proposée, au seizième siècle, par
Bartish, pour l'extirpation du globe oculaire. La spatule
supplée fort bien à cet instrument, et l'arsenal de la chirurgie est, Dieu merci! assez compliqué.

c) Pansement. Nouvelles dissidences entre les prati-
ciens! M. Bégin rapproche exactement les bords de la
plaie, les soutient par des bandelettes agglutinatives et
les comprime modérément avec une pièce de linge, pour
remplir le vide résultant de l'extirpation. Le reste à l'ins-
tar des plaies simples. M. Velpeau [3] n'entend pas qu'on

---

[1] *Loco citato.*
[2] *Gaz. des hôp.*, 1848, p. 504.
[3] *Journ. hebdom.*, 1835, t. IV, p. 283.

réunisse *par première intention*, car le pus s'accumule, stagne, se corrompt facilement, dans les hôpitaux surtout, et produit des accidents funestes. Mieux vaut, dit-il, laisser suppurer, remplir la cavité de boulettes de charpie et recouvrir la plaie de plumasseaux assujettis par quelques tours de bande. M. DIDAY[1] conseille le même appareil, mais temporairement, pour prévenir ou arrêter l'hémorrhagie. M. BÉGIN le blâme, comme occasionnant souvent, ce que j'ai constaté aussi, une suppuration excessive, une inflammation intense et l'érysipèle. M. BAUDENS[2] est partisan de la réunion immédiate. Après la suture ou simplement les unissants ordinaires, il fixe sur la plaie, par quelques circulaires, une éponge fine imbibée d'eau fraîche. Cette douce et élastique compression fait disparaître le vide, empêche l'agglomération du pus et favorise la coaptation. Quelques circulaires de bande fixent le tout, et on arrose pendant les premiers jours. Nous avons adopté un mode plus simple et qui donne d'aussi bons résultats : Après nous être bien assuré de l'hémostasie, nous plaçons une mèche de charpie au point le plus déclive de l'incision et nous réunissons la partie supérieure par une, deux ou trois épingles, selon l'étendue ; un linge mouillé ou cératé, sans charpie ni bandes, est jeté sur la plaie. Ainsi, point de constriction, de pesanteur, de chaleur accumulée, d'humidités recluses, et possibilité constante de voir ce qui se passe. Ces avantages nous paraissent décisifs.

---

[1] *Journ. de méd. de Lyon*, septembre 1848.
[2] Clinique citée.

DEUXIÈME PARTIE.

DES ADÉNITES EN PARTICULIER.

§ 1er. *Adénite inguino-crurale.*

Causes. Les efforts, les fatigues, les lésions traumatiques des parties voisines, les tumeurs intra-pelviennes, les maladies du membre inférieur, fractures, tumeurs blanches, ulcères de la jambe, du pied et des orteils, les cors envenimés, les plaies des amputations, la pression de l'utérus pendant la grossesse, les congestions périodiques normales, les difficultés des premières menstrues chez les jeunes filles, telles sont les conditions qui déterminent habituellement l'adénite inguinale. M. BEAUNEZ[1], chirurgien des ateliers de Bellecroix, a constaté sa fréquence chez les prisonniers, ce qui justifie l'influence que nous avons attribuée déjà aux grands modificateurs hygiéniques : *aération, habitation, agglomération, nourriture;* il faudrait peut-être ajouter les *peines de l'âme.*

Marche et diagnostic. La maladie a la plus grande analogie avec le bubon vénérien; l'absence de stigmates d'infection sur les organes génitaux n'a pas une signification certaine. En effet, d'une part, il est bien avéré qu'il y a des bubons syphilitiques d'emblée, dont le pus inoculé peut produire le chancre huntérien[2]; d'un autre côté, les symptômes spécifiques peuvent avoir persisté et s'être dissipés dans l'intervalle. M. PH. BÉRARD a cherché

---

[1] *Journal de méd. et de chir. prat.*, 1832.
[2] *Mém. de la Société de méd. de Strasb.*, t. I, p. 92. M. SCHÜTZENBERGER.

un moyen meilleur de discernement par les rapports
anatomiques. Les bubons, selon lui, siégeraient plus
fréquemment au voisinage du pubis, dans les ganglions
superficiels qui reçoivent la lymphe des organes sexuels.
Les maladies lymphatiques du membre pelvien, au contraire, attaqueraient de préférence les glandes inguinales
inférieures au pli de l'aîne et celles situées à son extré-
mité externe. La distinction, exacte généralement, ne le
serait pas absolument d'après M. DESRUELLES, qui admet
des bubons sous-aponévrotiques; il est vrai que d'autres
chirurgiens les contestent.

Les symptômes se suivent, dans l'ordre du phlegmon
simple; l'adénite parcourt aussi les autres phases signa-
lées; elle siége entre le *fascia lata* et les deux lames du
fascia superficialis, ou bien sous le *fascia lata* et autour
des vaisseaux cruraux. L'abondance des lymphatiques du
pli de la cuisse explique le grand nombre des tumeurs
observées et leur variété.

Pronostic. L'aîne est, je crois, l'endroit où les adénites
offrent le moins de danger, les tissus y sont très-serrés et
la suppuration a, toutes choses égales d'ailleurs, moins de
tendance à fuser. Le repos et la position déclive peuvent
y être mieux réglés; aussi est-il rare que les accidents
envahissent le bassin. J'ai observé, une seule fois[1], cette
complication; il y avait concours de carie osseuse et de
rétrécissement intestinal, de telle sorte que la part réelle
de l'adénite était difficile à faire.

Traitement. Celui de toutes les adœnopathies. La région est favorable à la compression, qui y réussit mieux

---

[1] *Note sur un cas de rétrécissement intestinal.* Paris 1846,
in-8°.

que partout ailleurs. Quand une plaie éloignée entretient la maladie, celle-ci reflète avec une grande fidélité les alternatives de mieux et d'aggravation de la lésion primitive; il suffit alors de faire taire la cause. J'en ai eu une preuve, il y a quelques mois, chez un jeune soldat atteint d'ulcère variqueux volontairement entretenu à la jambe.

L'induration ne commande l'extirpation que dans le cas de gêne insupportable ou si l'adénite est un obstacle définitif à la cicatrisation des plaies qui l'accompagnent. Les noyaux glandulaires non suppurés guérissent souvent avec le temps.

Quand on se décide à l'ablation, il faut bien étudier les rapports et la situation des aponévroses. Si la glande est superficielle, on y arrive facilement, en divisant quelques veinules, artérioles et filets du plexus lumbo-abdominal; plus profonde, elle s'engage dans les *fascia* et les gaînes nervoso-vasculaires; on doit ménager le bistouri. J'ai énucléé deux ganglions, sur un même sujet, en 1846, à l'aide de la spatule. Ils étaient contigus, mais distincts; il y eut une hémorrhagie consécutive qui n'empêcha pas le succès. Un militaire opéré en ma présence, par le bistouri, à l'hôpital de Metz, en 1843, mourut de pyoémie.

§ 2. *Adénite poplitée.*

Peu commune et à peine indiquée par les auteurs, elle a fourni à M. Velpeau[1] le sujet d'une leçon clinique à laquelle j'emprunterai la plus grande partie de ma description. Je l'ai observée moi-même dernièrement chez un sol-

---

[1] *Gaz. des hôp.*, 1848, p 25.

dat atteint d'ulcération chronique de la peau du mollet, à la suite du passage d'une roue de voiture. Sur la partie postérieure de la jambe gauche le ganglion formait une petite tumeur isolée, saillante, mobile au milieu du triangle d'écartement des deux jumeaux. D'abord indurée, elle se ramollit et menaça de suppurer. Les bandelettes de Baynton ayant eu une heureuse influence sur la cicatrisation de la plaie inférieure, la glande, traitée par les frictions mercurielles, céda lentement, mais en totalité.

Causes. Rien de particulier. Le malade de la Charité portait une excoriation sous la malléole externe.

Marche. La tumeur commence par effacer le creux du jarret, et la saillie se perd, en haut, vers les muscles de la cuisse; en bas, vers le creux du mollet. Les ganglions poplités étant moins superficiels que ceux de l'aine, les couches aponévrotiques qui les brident donnent lieu à un engorgement bossué. Ils se développent comme les apostèmes chauds.

Diagnostic. Aisé quand la glande se présente isolée et mobile, il cesse de l'être quand elle suppure largement et profondément; on n'arrive guère à le préciser qu'après avoir ouvert l'abcès. L'adénite phlegmoneuse laisse échapper un pus sanguinolent, et la plaie conserve encore un tissu mollasse, empâté, qui en double le fond et les anfractuosités. Le doute est moindre quand la maladie est sub-aiguë et prend la forme indurée; il ne faudrait pas confondre avec l'abcès par congestion.

Le *pronostic* est grave à cause des nerfs, des vaisseaux importants, des synoviales, que l'inflammation menace. On a vu le pus remonter le long de la gaîne du nerf sciatique jusque dans le bassin, descendre dans le mollet, pénétrer dans le genou et y déterminer une arthrite...

Traitement. Au début, abortif ou du moins très-antiphlogistique, puis résolutif. On procèdera avec de grandes précautions aux débridements devenus nécessaires, et le membre sera mis au repos absolu. La persistance de brides ou de nodosités gêne, longtemps encore après la guérison, les mouvements d'extension; l'ablation serait difficile et ne manquerait pas de dangers.

§ 5. *Adénite axillaire.*

Causes. Phlegmasie d'un doigt, de la main, de l'avant-bras; piqûre d'un instrument tranchant imprégné de matière septique, blessure d'amphithéâtre, gerçure ou affection du sein dont les lymphatiques se rendent à l'aisselle, abcès du membre ou des parois thoraciques, etc., tous accidents dans lesquels il peut y avoir extension de l'inflammation des parties malades aux vaisseaux et aux ganglions, ou bien transport de matières irritantes. J'ai traité, au mois d'août 1851, à l'hôpital militaire de Strasbourg, un militaire atteint d'une énorme adénite axillaire suppurée, suite de morsure de moucheron à l'index droit. Quant à l'intromission possible de substances étrangères par les vaisseaux blancs, MM. OEsterlen et Follin l'ont mise hors de doute. Le dernier a retrouvé dans les ganglions de l'aisselle le bleu de Prusse qui avait servi à tatouer l'avant-bras correspondant. Le principe irritant reste quelquefois longtemps inerte dans la glande; et quand, plus tard, il l'enflamme, on peut être tenté d'accuser un vice organique. C'est aux antécédents à redresser le diagnostic.

Marche. La maladie débute d'ordinaire par une ou plusieurs tumeurs inégales, bosselées, dures et peu doulou-

reuses, ce qui la distingue d'abord de l'apostème super-
ficiel. L'anévrisme a des signes trop spéciaux pour qu'on
s'y méprenne. Les abcès chauds profonds de la région
sont très-rares; froids, ils se reconnaissent par un point
de départ spécial, ou par des caractères cachectiques
généraux: lymphatisme, scrofule, tubercule, etc. La
grosseur, parvenue à un certain développement, comprime les vaisseaux et œdématie les membres. Au-dessus
de la clavicule, elle étreint le plexus brachial et suscite
des douleurs violentes avec gêne dans les mouvements.
Quelquefois après avoir abcédé, elle suppure, se ferme
en laissant des noyaux indurés qui ne disparaissent que
très-tard ; sinon, elle se rouvre et se cicatrise alternative-
ment. La plaie gagne en largeur, la glande bourgeonne,
dissèque, détermine des érysipèles voisins. La constitution se détériore, les malades maigrissent, et nous en
avons vu périr de fièvre hectique; quelques-uns ont suc-
combé à la pénétration du pus dans la poitrine.

Le *pronostic* de l'adénite axillaire est toujours assez
grave, principalement à cause de la disposition anatomique de son siége et des conséquences qui en découlent,
quant aux complications.

Traitement. Lorsque les prescriptions générales et locales sont restées inactives, que l'engorgement persiste ou
augmente, que la plaie s'ulcère et grandit, il faut, si
l'on veut couper court à ces ravages, la débarrasser du
corps étranger qui l'entretient.

L'irrégularité et la profondeur des parties ne se prêtent
guère à l'application méthodique des caustiques; les tissus sont trop durs ou trop disséminés pour être ainsi dé-
truits : le procédé est lent et expose à des inconvénients
dans un lieu traversé en tous sens par des organes déli-

53

càts. Mieux vaut donc le bistouri , malgré les difficultés
et même les dangers de son emploi. Chez une jeune fille
de vingt ans, M. Velpeau[1] dut disséquer, un à un, tous
les nerfs du plexus brachial, « non sans peine et sans lé-
« ser quelques artères et quelques veines ; les jours sui-
« vants tout se passait bien , mais une suppuration abon-
« dante survint et fit mourir la malade. » Sur trois opérations faites par M. Bégin, à Strasbourg[2], l'une fut suivie de mort, par résorption purulente, au quinzième jour ;
la seconde ne guérit qu'au bout de deux mois et demi ;
de nombreux vaisseaux développés autour de la glande
exigèrent des ligatures multipliées ; une hémorrhagie in-
quiétante se déclara , six heures après le pansement,
força de lever l'appareil , et, comme l'artère relàchée était
profonde, on n'y plaça que très-péniblement un fil.
Hâtons - nous de dire que quelques mois après , dans le
même hôpital[3], un soldat du 42e de ligne était complète-
ment rétabli dix-sept jours après l'opération. M. Velpeau,
en 1835[4], a publié cinq succès pareils, et M. Sédillot[5]
trois, en 1850.

Quand la tumeur n'est pas très-considérable , une incision elliptique dans l'aisselle suffit pour la découvrir et
l'isoler ; on l'accroche avec une pince érigne et on la tire
à soi, en s'aidant de la lame et du manche du bistouri,
d'une spatule, ou mieux, de ses doigts. Mais , si elle
est volumineuse, il faut, dit M. Velpeau, ne pas craindre
d'inciser le grand pectoral en travers, au risque de couper l'artère mammaire externe et divers autres vaisseaux

---

1 et 4 *Journ. hebd., loc. cit.*
2 et 3 *Clinique chirurg. de l'hôp. milit. de Strasbourg*, par
M. Malle. Mém. de méd. milit., t. XLIII, p. 84 et 120.
5 *Gaz. méd. de Strasb.*, mars 1850.

qui seraient liés sur-le-champ; on se donnera ainsi de l'aise pour disséquer avec précision et sécurité. Les préceptes généraux ne vont guère au delà. Les détails sont subordonnés aux idées de l'opérateur et aux circonstances du fait; impossible de prévoir ce qui surgira. La masse enlevée, on lie le plus possible; on tamponne si le suintement continue.

Nulle part il ne convient autant de se préoccuper de l'écoulement du pus. Les angles des incisions doivent, à cet effet, être dirigés dans le sens déclive; des mèches feront office de conducteurs jusqu'à homogénéité et diminution de la suppuration, puis organisation cicatricielle. M. Velpeau cite une femme âgée opérée par lui qui fut emportée par plusieurs érysipèles. Il m'a semblé maintes fois que les cataplasmes et la constriction des liens n'étaient pas étrangers à cette complication; aussi préféré-je les fomentations émollientes déposées sur la plaie sans appareil contentif. Les grands bains sont d'un excellent effet. On maintiendra les malades au régime des grandes opérations.

L'adénite axillaire peut récidiver après l'extirpation, ce qui est arrivé à un opéré de M. Velpeau; la tumeur effacée repullula, et il fallut désarticuler le bras; le patient se rétablit très-bien de cette seconde opération, et guérit définitivement.

§ 4. *Adénite cervicale.*

Causes. Toutes les inflammations de la bouche et de la langue, les caries dentaires, la fluxion qui accompagne la pousse des dents, les affections de la gorge, des oreilles et du cuir chevelu; chez les enfants les croûtes laiteuses;

les éruptions cutanées, les violences locales, sont, en dehors des causes générales déjà étudiées ou concurremment avec elles, les points de départ habituels des ganglionnites du col.

L'état militaire est, de toutes les professions, celle qui y prédispose le plus. L'adénite cervicale constitue pour le soldat une maladie particulière, presque endémique, digne en tous points d'exercer l'analyse et la sollicitude des médecins de l'armée. Aussi lui consacrerons-nous un chapitre à part. Un autre intérêt sortira de cet examen. Depuis HIPPOCRATE, presque tous les auteurs ont signalé les tumeurs glandulaires du col comme l'expression caractéristique et essentielle de la scrofule. La présence d'une humeur froide et pituiteuse, une altération de la lymphe ou de ses vaisseaux (d'après CHARMETTON, MAJAUT, CABANIS, SOEMMERING, PINEL, RICHERAND, GIRTANNER), l'acidification du sang (BAUMES), l'absorption locale du virus syphilitique[1] (JOURDAN), la cachexie vénérienne (HUFELAND, STOLL, LARREY, PORTAL), etc., ont été tour à tour invoquées; il était réservé à nos confrères militaires de replacer cette question étiologique sur son véritable terrain et de proclamer définitivement l'indépendance de l'adénite, indépendance que LALOUETTE, PELLETIER, SOEMMERING et RIBES père avaient déjà tenté de faire prévaloir.

La marche et les symptômes n'offrent, en général, rien que nous n'ayons exposé déjà. Les tumeurs occupent des siéges divers, considération qui en modifie les allures, la signification, la gravité et les indications.

1° *A la région parotidienne*, leur volume est parfois très-considérable, surtout lorsqu'elles ont envahi le pa-

---

[1] Sur la muqueuse buccale.

renchyme de la glande salivaire qui finit par se dérober au milieu d'une vaste hypertrophie de tissu dégénéré. C'est à des portions d'engorgement de cette espèce qu'ont eu vraisemblablement affaire les nombreux chirurgiens qui prétendent avoir extirpé la parotide en totalité. Un praticien de province fit connaître à l'Académie de médecine de Paris, il y a dix ans environ, une ablation pareille, *suivie de succès*. Le malade, M. P***, lieutenant d'infanterie, entra, non guéri, au Val-de-Grâce, où il mourut de dégénérescence cancéreuse cervicale, après avoir, dans son désespoir, tenté de se suicider. Quand elles sont aussi développées, les adénites parotidiennes entrelacent de leurs prolongements l'artère carotide et ses divisions, les nerfs des cinquième, septième et onzième paires, etc. J'en ai observé une qui avait rempli toute la fosse zygomatique[1] et se prolongeait jusque dans l'orbite.

2° *A la région moyenne et latérale* du col correspond l'adœnopathie la plus commune ; elle est généralement superficielle, mobile et pourtant très-tenace. La laxité des tissus donne toute liberté à son développement et à ses complications.

3° *Au-dessus de la clavicule*, les ganglions sont plus petits, plus isolés, plus nombreux ; leur compression et celle des nerfs qu'ils soulèvent, rendent douloureux le port des vêtements. Ils témoignent souvent de l'altération des ganglions viscéraux thoraciques.

4° *A la région sous-mastoïdienne*, les abcès et les tissus indurés s'étendent volontiers sous le muscle sterno-mastoïdien. M. BÉGIN[2] en a observé un exemple sur un de ses opérés.

---

[1] *Mém. de méd. milit.*, t. LIII, p. 248.
[2] *Élém. de path.*, t. I.

5° *Au dessous du menton*, entre la symphyse et l'os hyoïde, les adénites trompent aisément par leur apparence superficielle. Elles s'enfoncent en arrière entre les muscles géniens, soulèvent la langue, repoussent le larynx, compriment les nerfs de la voix et gênent la déglutition et la respiration.

6° *A la région sous-maxillaire*, l'engorgement, circonscrit d'ordinaire dans le triangle maxillo-digastrique, tend à se diriger en dehors. On l'a vu aussi écarter les muscles milo-hyoïdiens, hyoglosse et génio-hyoïdiens, et faire, comme les adénites sous-mentales, saillie dans l'intérieur de la bouche.

Trente-trois adénites cervicales, observées dans mon service à l'hôpital militaire de Strasbourg, en 1851, se répartissaient ainsi quant au siége : 15 dans la région sous-maxillaire, 12 dans la région latérale du col, 4 dans la région parotidienne, 1 an-dessous de l'apophyse mastoïdienne et 1 entre la peau et le muscle masséter.

Diagnostic : Facile à établir en général, les abcès phlegmoneux étant très-rares au col. La question de diathèse devra être vidée pour asseoir convenablement le traitement. Les inflammations de la parotide et de la sous-maxillaire pourraient occasionner des méprises ; elles ont ordinairement des attributs distinctifs dans le siége, la marche, les développements et surtout le point de départ, à moins qu'il n'y ait connexité avec l'adœnopathie.

Pronostic. Hors le cas d'épuisement par suppuration chronique, le danger de l'adénite est surtout dans ses complications et dans sa propension à l'incurabilité ; la mastication et la déglutition entravées altèrent, à la longue, la nutrition. La compression des vaisseaux de retour du crâne prédispose aux congestions cérébrales.

M. Nélaton [1] a vu les ganglions hypertrophiés refouler la trachée-artère au point de produire la suffocation. Au mois d'août dernier (1854), nous avons redouté, un moment, pareille terminaison chez un jeune soldat, H**, du 17e régiment d'infanterie légère, entré à l'hôpital de Strasbourg pour un engorgement parotidien très-volumineux, très-dur et très-profond : bridée par les aponévroses cervicales, la tumeur continua à se développer en dedans vers le pharynx et l'appareil vocal ; il ne fallut pas moins de quatre saignées générales et de six applications non interrompues de sangsues, pour dégager les voies aériennes.

M. Froriep [2] rapporte le cas d'une glande sus-claviculaire abcédée, observée à la Charité de Berlin ; après l'ouverture, des traînées de pus se manifestèrent en divers sens. Vers le quatrième mois il survint de la toux, et la sonde introduite dans l'abcès se dirigea pour la première fois vers le médiastin antérieur. Elle y avait à peine séjourné quelques secondes que le visage du malade changea ; son œil devint fixe, ses bras s'immobilisèrent et une syncope se déclara ; en revenant à lui il toussa et rendit du sang spumeux ; la mort eut lieu après deux ou trois accès. A l'autopsie, on reconnut un trajet qui, partant de la clavicule, aboutissait par une ouverture du diamètre d'une plume de corbeau, dans la veine cave supérieure, à l'endroit où elle naît des sous-clavière et jugulaire interne réunies. Chez un soldat mort au Val-de-Grâce en 1842, dans la clinique de M. Bégin, l'ulcération ganglionnaire avait pénétré jusqu'au rachis dont je trouvai

---

[1] *Élém. de path.*, t. I.
[2] *Medizinische Zeitung.* Berlin, juillet 1834.

deux vertèbres cariées. M. Post[1] a publié un exemple d'érosion de l'artère thyroïdienne inférieure; on tenta la ligature de la carotide primitive et on étreignit à sa place un caillot fibrineux contenu dans la gaîne du vaisseau; le sujet mourut. M. Marchal (de Calvi)[2] dit posséder une observation dans laquelle la maladie avait gagné les ganglions prétrachéaux et le tissu cellulaire du médiastin.

Traitement. Accessibles à toutes les médications précédemment exposées, les lymphadénites cervicales se divisent, sous ce rapport, en deux catégories bien distinctes, selon qu'il y a ou non intervention de scrofule.

Dans l'affirmative, le traitement médical doit l'emporter; seul il peut tempérer, sinon vaincre une marche presque fatalement chronique, quand elle ne conduit pas à la mort par une désorganisation générale de l'économie.

Dans la négative, c'est principalement aux antiphlogistiques, résolutifs, détersifs, siccatifs, caustiques qu'on doit recourir. Si l'adénite résiste, si l'économie fatiguée se détériore sous l'influence des remèdes ou de la suppuration, il faut extirper la glande. Ce parti est d'autant plus sage que l'opération offre peu de dangers; à supposer que l'idiosyncrasie, la pérennité de la cause reproduisissent la tumeur, le sujet en serait toujours débarrassé pour un certain temps.

Le manuel opératoire a été décrit avec beaucoup de soin par MM. Velpeau, Bégin et Baudens. Pour tous les ganglions du col, on débute à peu près de même: une seule incision traverse d'un seul coup la peau, le tissu cellulaire et le muscle peaucier et les deux *fascias* qui l'enveloppent, l'aponévrose cervicale, enfin le sac cellulo-

---

[1] et [2] *Mém. de méd. milit.*, t. LIII, p. 259.

fibreux dont le ganglion est coiffé ; cette ouverture doit être le plus verticale possible, à moins de raison majeure, comme à la région sous-maxillaire par exemple, où il faut inciser parallèlement au bord de la mâchoire. L'adénite mise à nu fait alors saillie au fond de la plaie ; on l'isole, selon le procédé indiqué, et en tenant compte des circonstances locales.

A la région parotidienne, les artères carotides et leurs rameaux, toujours développés plus que nature, par suite de la maladie, méritent attention, ainsi que plusieurs filets nerveux et la jugulaire interne. M. MALLE conseille de faire respirer largement le patient pendant l'opération, pour prévenir le gonflement de ce vaisseau. Il raconte à ce propos, qu'un jour, M. BÉGIN, occupé à répondre à un des assistants, s'aperçut, au moment où il portait l'instrument sur les parties, qu'il entamait la veine devenue subitement turgide sous l'influence d'un effort du malade.

Dans la région sous-mastoïdienne, on ne peut prétendre ménager tous les filets nerveux superficiels ; mais il faut au moins sauver les branches importantes et le spinal qui, se dégageant derrière la jugulaire interne, perce le sterno-mastoïdien à son tiers supérieur pour se jeter dans le trapèze. Si la glande a passé sous le muscle de manière à ne pouvoir que difficilement être extraite par une seule incision postérieure ou antérieure, on en fera une seconde au côté opposé.

Au-dessus de l'os hyoïde, il y a l'artère faciale, la linguale, le nerf hypoglosse ; on est plus près des gros troncs (carotides, thyroïdiennes). Au-dessous de l'os, quelquefois les pneumo-gastriques sont compris dans la tumeur ; il faut les disséquer avec les plus grandes précautions, ce qui rend l'opération très-délicate, très-longue et même périlleuse.

Derrière les muscles stylo-hyoïdien et digastrique, dans le creux sous-maxillaire, les ganglions lymphatiques sont enlacés par un plexus veineux cervical compliqué; sa section presque inévitable donne lieu à un écoulement de sang abondant, pour peu que la masse soit profonde. Si la glande salivaire est saine, il faut prendre garde de l'enlever inutilement.

Des veines non moins nombreuses entourent les ganglions *sus-claviculaires;* en bas, la veine sous-clavière, l'artère cervicale transverse qui remonte vers le trapèze, en dehors la scapulaire supérieure, enfin le muscle omohyoïdien, doivent être épargnés; en dedans, la tumeur peut s'enfoncer entre les racines du plexus brachial et l'artère sous-clavière. Il est prudent de lier, avant de les couper, les pédicules trop profonds des glandes qu'on ne peut détacher par torsion, afin d'éviter des hémorrhagies embarrassantes.

Si l'on a attendu trop longtemps pour opérer, il arrive un moment où les difficultés deviennent insurmontables et on ne peut plus faire que des extirpations partielles. Les malades sont affaiblis ou épuisés et les chances de guérison moindres.

ADÉNITE CERVICALE CHEZ LES MILITAIRES.

I.

Les engorgements ganglionnaires du col sont une des maladies les plus fréquentes de l'armée, exposent MM. Bégin, Baudens, H. Larrey et A. Follet[1]. « J'avais, dit le

---

[1] *Gaz. méd. de Paris,* 1844, p. 540 et suiv.

« dernier, longtemps fréquenté les hôpitaux civils, et je
« fus effrayé, en entrant dans les hôpitaux militaires, du
« grand nombre d'adénites cervicales qu'ils reçoivent ; en
« cela la physionomie des uns et des autres est bien diffé-
« rente. » Quelques chiffres préciseront davantage ces asser-
tions générales.

Pendant une période de six mois, du 1er février au 1er
mai, et du 1er août au 1er novembre 1851, j'ai reçu,
dans mon service à l'hôpital militaire de Strasbourg, 41
hommes atteints de ganglionnites idiopathiques dont 51
cervicales. Divers compte-rendus semestriels de la clinique externe de l'hôpital civil de Strasbourg par M. Sé-
DILLOT sont loin de présenter, pour un nombre à peu
près égal d'entrants, une proportion pareille d'adœnopathies. Le chiffre le plus fort, qui correspond au semestre
d'hiver 1849-1850, est de 10 adénites seulement.

Voici un document plus précis et plus significatif ; il
indique 1° le mouvement des adénites cervicales dans
plusieurs hôpitaux de l'armée ; 2° en regard, pour quelques-uns, le nombre total des affections externes et l'effectif de la garnison.

Tableau n° 1.

| HOPITAUX. | ANNÉES. | NOMBRE | | de journées de traitement des adénites. | EFFECTIF de la GARNISON. |
| | | DES ENTRÉES. | | | |
		Affections diverses.	Adénites.		
Versailles . .	1841	—	47	4206	2000
Dunkerque .	1847	80	5	—	500
Idem . . .	1848	64	6	—	600
Idem	1849	108	11	—	800
Colmar . . .	1848	191	8	442	700
Strasbourg .	1848	625	32	1207	7500
Idem	1849	693	46	1867	8500

D'où il résulte qu'en moyenne :

1° Il y a, dans le service chirurgical d'un hôpital militaire, 1 soldat sur 16 atteint d'adénite du col.

2° Dans une garnison il y en a 1 sur 152.

3° La durée du traitement d'une lymphadénite cervicale est de 58 jours; encore cette moyenne doit-elle être considérée comme amoindrie par les réformes et congés de convalescence qui viennent nécessairement en déduction du séjour des hommes aux hôpitaux.

Le rapport 7 p. 1000 [1] des adénites à la population militaire est exorbitant, si l'on considère qu'il s'établit sur un ensemble d'individus choisis par la révision des listes du tirage au sort. Dans la tournée de recrutement du département du Bas-Rhin en 1851, j'ai trouvé, sur 5000 hommes visités, seulement 12 cas d'adénites cervicales, la plupart encore étaient liées à la scrofule et à la tuberculisation. Ce chiffre ne donnerait en Alsace, pays froid et humide, que la proportion de 4 adénites pour 1000 jeunes gens de vingt ans, valides et invalides.

Les conséquences de ces adœnopathies en quelque sorte endémiques sont graves pour l'armée. Non-seulement la maladie est douloureuse et compromet finalement la vie, mais elle éloigne les militaires de leurs devoirs, par le séjour à l'hôpital ainsi que par des congés de convalescence et de renvoi répétés : source de dépenses considérables pour l'administration, elle rend annuellement à la vie civile, dans un état de dépérissement et de viciation réels, des éléments de population que le recrutement avait pris sains et bien constitués.

Pour donner une idée des non-valeurs produites par

---

[1] Voir le tableau n° 1, p. 62.

l'adénite cervicale, j'ai relevé les congés de réforme et de convalescence décernés à l'hôpital militaire de Strasbourg pendant une période de neuf années :

Tableau n° 2.

ANNÉES.	NOMBRE DE		
	RÉFORMES POUR		convalescences pour adénites cervicales.
	affections diverses.	adénites cervicales.	
1841	119	22	1
1842	109	25	14
1843	102	10	32
1844	93	9	16
1845	102	10	23
1846	111	11	6
1847	100	10	21
1848	161	5	7
1849	106	11	11

Ainsi, il s'est délivré, par an, en moyenne pour l'affection qui nous occupe, 12 congés de réforme et 14 de convalescence. Sur 12 réformes libellées devant les généraux inspecteurs et aux revues trimestrielles, il y en a une pour adénite cervicale, tandis que le conseil de révision du Bas-Rhin, en 1851, n'a prononcé que 12 inaptitudes pour le même motif parmi 870 exemptions corporelles, c'est-à-dire, 1 pour 72.

A l'hôpital de Colmar, en 1848, sur 8 militaires traités pour adénites cervicales, il y a eu 5 réformes, 1 convalescence et 2 guérisons, dont l'une avec récidive.

Et pourtant, pour la généralité de nos jeunes soldats, on peut dire que les conditions de l'existence ont été sous beaucoup de rapports améliorées par l'incorporation. D'où viennent donc les différences que nous retrouvons à leur désavantage dans les hôpitaux comme dans la population civile?

C'est que la lymphadénite du col n'est pas la même maladie chez les militaires et dans les autres classes de la société, et l'on peut attribuer sa spécialité à certaines influences inhérentes à la vie de l'homme de guerre.

II.

Les engorgements cervicaux observés dans l'armée ne sont que très-exceptionnellement liés à la constitution scrofuleuse.

Tous les auteurs qui ont écrit sur les maladies strumeuses s'accordent à reconnaître en elles des accidents propres au jeune âge et dont l'apparition, HIPPOCRATE le dit[1], ne survient pas après la vingtième année; or, à part quelques enfants de troupe et engagés volontaires, l'état militaire comprend tous individus ayant dépassé cette période. Faut-il admettre que la prédisposition, acquise antérieurement et latente au moment de la révision, fait explosion soudaine aussitôt après l'enrôlement? S'il en était ainsi, la diathèse serait invoquée, sinon comme motif d'exemption, du moins comme élément étiologique, sur les cahiers de visite, dans les hôpitaux. Loin de là! Sur 86 malades examinés avec le plus grand soin, 1 seul a présenté à M. FOLLET les caractères de la constitution strumeuse. Aucun n'avait d'ulcérations ou de dartres chroniques à la peau; un d'eux avait eu des pustules au cuir chevelu, mais postérieurement à l'adénite,

---

[1] *Glandulosæ eminentiæ raro post vicesimum annum fiunt.*

et leur guérison s'est effectuée sans influencer sa marche. Les grandes séreuses n'ont jamais offert de signes d'épanchement ou de granulations, les synoviales de ces dégénérescences particulières aux organismes ultra-lymphatiques. Une mort a eu lieu par une pleurésie franchement inflammatoire.

J'ai relevé minutieusement le tempérament des 41 malades de mon service mentionnés plus haut. 21 étaient *sanguins*, 8 *bilioso-sanguins*, 4 *lymphatico-sanguins*, 6 *lymphatiques* et 2 *scrofuleux*. Sur 51 d'entre eux atteints d'adénites, 4 seulement faisaient remonter leur mal antérieurement à l'entrée au service. Pour les 27 autres, l'invasion des ganglionnites datait en moyenne de 7 mois, et ils comptaient, l'un dans l'autre, trois années sous les drapeaux.

Personne n'ignore la parenté, signalée déjà par Riolan [1], Guy de Chauliac, Russel, Portal et Sydenham, des scrofules avec la tuberculisation pulmonaire. M. Louis, observateur si patient, n'a qu'*une seule fois* rencontré des tubercules dans un viscère ou ailleurs, sans qu'il s'en trouvât dans les poumons. D'après ses relevés, un phthisique sur dix a des ganglions cervicaux tuberculeux; et, chose remarquable, il n'existe dans ce cas aucun rapport entre les glandes tuberculeuses et les ulcères du larynx, preuve que les dégénérescences du cou doivent être rapportées alors à une cause autre que l'inflammation ou l'ulcération des membranes voisines. M. A. Follet a ausculté maintes fois ses 86 malades; leurs poumons étaient sains et les viscères abdominaux exempts d'engorgement;

---

[1] *Multiplicatio strumarum externarum ostendit multiplicationem internarum.*

un décès a eu lieu par suite du mal de POTT, lésion fréquente chez les scrofuleux; deux malades portaient à l'avant-bras des abcès fistuleux et profonds; l'affection osseuse présumée n'a pu être constatée par la sonde. Bref, sur 86 sujets cliniques, 1 offrait des signes évidents de scrofule, 2 avaient des abcès froids, 1 des pustules à la tête, 1 la gale, 1 la maladie de POTT, 1 autre un cancer de l'estomac. En comptant comme scrofuleux les deux malades qui ont eu des abcès et celui décédé de carie vertébrale, ce seraient 4 scrofuleux sur 86 cas d'adénites: resteraient 82 individus purs de symptômes ou d'indices de la cachexie. Sur aucun des 86, la maladie n'était héréditaire ou coexistante chez les frères et sœurs. Un seul portait à la peau des taches syphilitiques; mais la vérole était postérieure à l'adénite; quelques soldats avouaient des accidents vénériens, mais plus récents que les tumeurs cervicales. Bien mieux, M. FOLLET prit au hasard un nombre égal d'autres maladies, et notant les antécédents syphilitiques des deux côtés, il en trouva moins dans la série affectée d'adœnopathies.

Une autre raison pour écarter l'intervention absolue de la cachexie c'est que la lymphadénite est loin d'attaquer dans la même proportion tous les ganglions du corps. Sur 84 adénites reçues à l'hôpital militaire de Strasbourg, nous n'en comptons que 6 siégeant à l'aisselle.

Si réellement l'aptitude à contracter l'engorgement glandulaire était le fait de prédispositions antérieures à l'entrée au service, en relevant les lieux de naissance des militaires compris dans le tableau précédent (n° 2), on devrait nécessairement trouver une proportion plus grande fournie par les contrées froides, humides, par les populations pauvres, réputées malingres et cachectiques. En

5.

suivant la conséquence, les départements situés dans les mêmes conditions topographiques et météorologiques, devraient, dans l'échelle de comparaison, donner un indice de gradation identique. Tel n'est point cependant le résultat auquel on arrive, si j'en juge par le résumé de mes recherches.

Tableau n° 3.

DÉPARTEMENTS qui ont fourni les militaires compris dans le tableau n° 2.	PART de chacun sur 223 congés.
Bas-Rhin	20
Rhône	17
Vosges	16
Haute-Saône	8
Ain	7
Meurthe, Lot, Marne, Jura, Basses-Pyrénées . .	6
Cher, Moselle, Indre-et-Loire, Hautes-Pyrénées, Isère, Seine-Inférieure, Pas-de-Calais . . .	5
Nord, Loiret, Haute-Garonne, Manche, Doubs, Vendée, Haut-Rhin	4
Seine-et-Oise, Gironde, Mayenne, Gers. — *Suisse.*	3
Arriége, Saône-et-Loire, Ille-et-Vilaine, Aisne, Aveyron, Nièvre, Ardèche, Lot-et-Garonne, Somme, Corse, Charente, Landes.	2
Creuse, Finistère, Drôme, Deux-Sèvres, Meuse, Allier, Charente-Inférieure, Var, Morbihan, Maine-et-Loire, Aube, Sarthe, Pyrénées Orientales, Tarn, Seine, Drôme, Loire, Eure, Maine, Corrèze, Dordogne, Côte-d'Or, Ardennes . .	1

NB. 21 lieux de naissance n'ont pu être retrouvés.

Dans ce tableau, correspondent, comme on le voit, au même quotient, des départements occupant les extrémités opposées de la France, et de climat, de mœurs, d'habitudes professionnelles tout à fait disparates. Autre contradiction : le Nord et le Rhône, deux grands centres manufacturiers, traversés par d'importants fleuves ou canaux qui y soulèvent d'éternels brouillards, peuplés d'une nombreuse classe ouvrière chétive et étiolée, contribuent d'une manière bien dissemblable au contingent total. Si le Bas-Rhin, en vertu de circonstances exceptionnelles[1], semble justifier, par son chiffre, la doctrine absolue de la prédisposition, que dire du faible contingent de son voisin et congénère le Haut-Rhin, et de celui bien plus restreint encore du département de la Seine, un des plus mauvais sous le rapport du recrutement ?

III.

Les causes locales assignées par les auteurs ne justifient ni la fréquence ni la gravité de la maladie. Si l'on excepte le mauvais état de la bouche dû à l'habitude du tabac et des masticatoires, la propreté générale, et particulièrement celle de la tête, grâce à la coupe des cheveux dite *en brosse*, sont supérieures, dans nos régiments, à ce qu'elles peuvent être dans les autres classes de la société. M. Roux[2], frappé de la grande proportion d'adénites qu'il observe depuis vingt ans, même dans la population civile, croit devoir les attribuer à la consommation de plus en plus abusive du tabac ; il explique de même

---

[1] Comme les départements de l'Est en général, le Bas-Rhin fournit beaucoup de remplaçants, et en sus de la garnison, de nombreux militaires isolés, des convalescents y obtiennent des prolongations de congé et des réformes.

[2] *Gaz. méd. de Paris*, 1850, p. 313.

les cancers des lèvres et de la langue si communs de nos jours. M. Rochoux a opposé avec raison à ces arguments que les Turcs qui fument du matin au soir sont généralement très-robustes. Nous n'avons jamais remarqué non plus d'engorgements cervicaux chez les indigènes de l'Algérie, très-livrés aussi à la pratique de la pipe.

M. Follet, dans ses 86 observations, a noté beaucoup de dents cariées, mais la plupart sans douleur ni fluxion ; ou bien la carie datait de plusieurs années, et l'adénite de six mois seulement. Ici, l'odontalgie siégeait à droite, la tumeur cervicale à gauche ; là, les incisives étaient attaquées, et l'adénite proéminait derrière l'angle de la mâchoire ; chez un malade l'avulsion de plusieurs racines gâtées ne détermina aucun mouvement dans la tumeur. Enfin, on prit au hasard une série de 86 malades ; on compta de part et d'autre les caries dentaires : il y en avait moins parmi les 86 hommes atteints d'adénites.

J'ai observé, je dois l'avouer, plus fréquemment que M. Follet, la connexité des adœnopathies avec des racines dentaires cariées dont la soustraction terminait les accidents. Mais, dans ces cas comme pour les gingivites indiquées, l'adénite est ordinairement légère, bornée à quelques noyaux ; on trouve assez facilement un trajet fistuleux, conduisant à la source du désordre : la cause enlevée, il y a une amélioration sensible.

Il est difficile de ne pas taxer d'exagération l'influence attribuée aux lésions de la bouche, quand on réfléchit à ce qui se passe journellement dans les hôpitaux de vénériens ; malgré des précautions multipliées, les ulcérations gingivales (*hydrargyriques*), s'y montrent encore fréquemment. J'ai vu, cinq ou six fois, l'inflammation envahir la langue jusqu'à empêcher la parole et la déglu-

tition. Eh bien ! à peine alors existait-il de petites nodosités sous-maxillaires, quelques empâtements parotidiens,
croissant avec l'irritation buccale, décroissant avec elle,
et tous différents de l'adénite des salles de chirurgie.
Si, après quelques dermatoses épicrâniennes, les ganglions cervicaux se prennent, c'est surtout vers la nuque,
et ils ne suppurent pas. M. FOLLET n'a noté qu'une fois
des pustules de la tête, et elles étaient postérieures au développement des glandes. Les maladies de l'oreille ne paraissent pas être des causes déterminantes plus énergiques ;
il est vrai qu'on peut les ignorer quand elles ont disparu
sans faire cesser l'engorgement. M. FOLLET ne les men-
tionne pas dans ses relevés.

IV.

Il existe pour les adénites des militaires des causes
particulières qui se font sentir dès l'entrée au service, et
sont *locales* et *générales*.

Causes générales. Le changement de climat, de nourriture, et presque toujours un peu de nostalgie, troublent,
pendant un certain temps, la nutrition et l'hématose du
jeune conscrit ; l'affaissement qui en résulte atténue, au
bénéfice des vaisseaux blancs, l'activité vitale des autres
organes et appareils. D'après M. F. MALAPERT [1], l'influence
de l'habitation en commun y prend une grande part. Dans
les chambrées, en effet, malgré le cubage préalable à la
fixation du casernement, l'absence de cheminées et de
ventilateurs spéciaux produit l'insuffisance relative d'air
respirable. Que dire des corps de garde où, dans un es-

---

[1] *Mém. de méd. milit.*, t. XLV, p. 285 et suiv.

pace bien plus étroit, 20, 40, 50 hommes s'enferment toute une nuit, au milieu d'émanations de toute sorte; et en hiver, sous le coup de cette intempérance de chauffage devenue pour ainsi dire proverbiale !

Beaucoup de nos casernements sont assis dans des bâtiments qui n'ont point été construits *ad hoc*, et qui pèchent contre les règles les plus simples de l'hygiène. D'autres, pour des motifs de défense, ont été édifiés contre d'épaisses murailles interceptant l'air, ou au bord de glacis marécageux qui l'empoisonnent ; j'en atteste les fièvres intermittentes et les dysenteries périodiques, les héméralopies, les stomatites et les parotidites, qui, chaque année, vers le commencement de l'automne, désolent nos citadelles.

On a pu dire avec raison, que l'incorporation améliorait la vie de nos conscrits sous le point de vue du vêtement et de la nourriture. Mais l'avantage ne s'applique pas à tous; pour certaines catégories, il ne se réalise pas : loin de là. Ainsi, le paysan de nos contrées vinicoles est transporté par le recrutement dans une localité où la cherté du vin lui supprime forcément l'usage d'une boisson excitante et tonique. Je ne voudrais pas exagérer cette influence ; mais elle contribue, avec l'extrême monotonie du régime, à cet ensemble de causes générales qui nuisent à l'équilibre des appareils organiques, chez des individus dont le développement physique est encore en évolution.

Causes locales. Pendant la faction, l'exercice, la corvée, la marche de route, l'homme de guerre, contraint de subir toutes les intempéries extérieures, ne s'y soumet pas impunément. Le froid et l'humidité agiront de préférence sur les parties de son corps les moins protégées, et l'impression sera d'autant plus pernicieuse que la transition du chaud au froid, du sec à l'humide aura été plus brusque; tel est l'ordinaire pour le soldat, dans le passage journalier du corps de garde à la faction. La guérite ne se dresse-t-elle pas toujours sur un rempart, sur une place, au coin d'un grand bâtiment, devant une porte cochère, toutes positions dans lesquelles le vent est le plus fort, le courant d'air le plus aigu? Voyons maintenant la seule région de sa personne exposée sans défense à ces fâcheuses vicissitudes.

N'est-ce pas le cou, à la nuque dégarnie de cheveux, qu'aucune visière ne protége en arrière, mal protégé en avant et sur le côté par un faux-col trop résistant pour se prêter aux anfractuosités des parties? Qu'il pleuve! la pluie glissera le long du dos, des épaules et de la poitrine; la chemise et le faux-col, en s'humectant, contribueront encore à prolonger le refroidissement. Si j'ajoute maintenant que la peau du cou est mince, très-vasculaire et très-nerveuse, doublée d'un réseau énorme de lymphatiques· et dotée d'aboutissants ganglionnaires nombreux, il me semble que j'ai fixé l'étiologie de l'adœnopathie.

Depuis longtemps, M. BÉGIN, pénétré de l'insuffisance occasionnelle des modificateurs directs, accusait à Strasbourg les vents neigeux et glacés du Rhin qui frappent les hommes durant leur faction. M. H. LARREY a précisé l'action du froid humide; elle s'exercerait par les ouvertures latérales des guérites, percées juste à la hauteur du visage, et produirait tantôt des ophthalmies, tantôt des otites, tantôt des adénites. Au printemps 1848, le 4e régiment de ligne passa des casernes *intrà muros* de Paris au Mont-Valérien. Dans cette habitation préférable sans contredit à la précédente, les soldats contractèrent de nombreuses adénites. Mon collègue et ami, le chirurgien-major BLEIN, m'expliquait ainsi cette singularité : Les hommes descendus du fort dans les habitations voisines, remontaient précipitamment, aux appels, notamment à la retraite du soir, et quand ils s'arrêtaient au but, échauffés par la course, ils étaient saisis par l'air de la hauteur toujours plus froid que celui des cantines et de la plaine environnante. « Il est presqu'inouï, dit M. BÉ-« GIN, que des officiers soustraits aux intempéries par la « nature de leur service, éprouvent les mêmes acci-« dents; ou, que des ganglions, en rapport avec des « parties constamment couvertes du corps, en soient le « siége.»

M. FOLLET fait bon marché des influences atmosphériques, pour s'en prendre exclusivement à la constriction et à l'irritation incessantes du faux-col. Sans doute il est regrettable qu'on ne soulage pas la tenue militaire de cette sorte de carcan, renforcé de l'agrafe et des garnitures empesées du corsage. Mais l'accusation est trop absolue. On rencontre dans le monde beaucoup de gens qui par coquetterie, par manie, ou par une sotte imitation des habitudes militaires, portent des cravates ou des cols durs et très-serrés. Ce travers s'observe particulièrement chez les lycéens; les officiers eux-mêmes n'y échappent pas. Je ne sache pourtant pas que l'adénite cervicale ait été ainsi déterminée chez les premiers. Depuis dix-huit ans que je sers dans l'armée, je n'ai vu qu'une seule adœnopathie du cou chez un officier; elle était scrofuleuse et cancéreuse. On a invoqué les régiments spéciaux de l'Afrique, *zouaves, spahis, tirailleurs indigènes*, qui ne portent rien autour du cou et chez lesquels l'adénite est inconnue; mais il faut faire la part d'un recrutement d'élite, et de la bonté du climat; n'est-ce pas aussi l'influence générale d'une vie meilleure qui vaut aux officiers l'immunité déjà mentionnée?

V.

La lymphadénite cervicale des militaires réclame toutes les ressources de traitement que j'ai exposées ailleurs pour les adénites en général et celles du col en particulier. C'est sans contredit celle à laquelle l'ablation a été appliquée le plus souvent et avec le plus de succès.

VI.

Ne serait-il pas possible, par une prophylaxie bien entendue, je ne dirai pas de prévenir absolument, mais du moins d'atténuer le développement de la maladie? Nous pensons qu'il y a beaucoup à faire sous ce rapport, et nous terminerons par un résumé sommaire des mesures hygiéniques qu'il nous paraîtrait convenable d'employer.

1° En considération des influences nuisibles inhérentes aux jeunes soldats, les officiers de santé signaleront aux conseils de révision les hommes qui sous une apparence extérieure de force offriraient néanmoins des indices de prédisposition au lymphatisme, ceux surtout qui porteraient déjà dans la région du col des nodosités ou de l'empâtement; pour mieux en apprécier la valeur, ils exploreront, en même temps que la cavité buccale, les régions sous-maxillaire et parotidienne.

2° Ce n'est point assez que de régler l'effectif d'une chambrée d'après le volume d'air contenu, il faut se préoccuper de son renouvellement. Tous les dortoirs non pourvus de cheminées devraient avoir des ventilateurs disposés au rez du sol. On sait que l'ouverture des fenêtres et des impostes n'agite que les couches supérieures et laisse intactes les parties infimes les plus viciées, celles aussi dans lesquelles les militaires respirent la nuit, grâce au peu d'élévation de leurs couchettes.

3° Rendre meilleure la nourriture du soldat est chose difficile, j'en conviens, avec les limites de son budget; elle pèche surtout par l'uniformité et le défaut de tonicité. Depuis trois ans on ajoute du sel au pain de munition. Cette amélioration était réclamée pour imprimer à la digestion et à la nutrition une activité salutaire dont le temps permettra d'apprécier les bienfaits. Il faudrait pouvoir distribuer à la troupe une boisson légèrement stimulante et nutritive, selon le vœu de M. GARNIER[1], en place de l'eau dont on abuse tant dans les casernes. Le conseil de santé des armées avait accueilli cette idée, et l'avait proposée pour sujet de concours annuel en 1844. Pourquoi ce premier appel demeuré sans résultat ne serait-il pas renouvelé ?

4° La bouche des militaires est loin de mériter l'éloge que j'ai fait de la propreté de leur tête; ce n'est pas le lieu de rechercher ici si chez eux les stomatites procèdent toujours d'une cause locale. Toujours est-il que l'accumulation du tartre contribue puissamment à l'ulcération gingivale et à l'altération des dents. Mon frère, le docteur E. BERTHERAND[2], a proposé l'addition réglementaire d'une brosse à dents, à la trousse du soldat. Le docteur CASSES[3] rapporte qu'en 1842 le général Achard avait, à Metz,

---

[1] *Nécessité d'adopter une boisson ordinaire pour la troupe.* Paris 1844, in-8°.

[2] *De l'acide azotique dans la gengivite ulcéreuse épidémique.* Paris 1849.

[3] *Thèse sur l'hygiène militaire.* Strasbourg 1851.

déjà prescrit cette mesure, dans toute l'étendue de sa division : reste à rendre obligatoire l'usage de l'instrument ; car, si on n'y prend garde, j'ai peur qu'oublié au fond du sac, il ne soit en définitive qu'une dépense et un embarras de plus, sans équivalent d'utilité.

5° Il faudrait réformer le chauffage déréglé des corps de garde à l'aide d'un double contrôle par les officiers de ronde et les médecins de régiment ; veiller à ce que les locaux soient fréquemment blanchis à la chaux, les planches grattées, les dallages récrépits, pour modérer l'imprégnation des miasmes développés dans l'internement et la chaleur de la nuit ; régler la pose des guérites de manière à les abriter, autant que le permettent les besoins de la surveillance ; si leurs ouvertures latérales sont reconnues nuisibles à cause de courants d'air qu'elles dirigent sur le col et le visage, pourquoi ne les clôrait-on pas ? Il suffirait d'une pièce de verre, assez épaisse pour résister à quelques frottements intérieurs et dont la transparence laisserait toute liberté à l'observation des sentinelles.

Ces détails pourront paraître minutieux. C'est en s'y arrêtant qu'on parviendra à faire supporter ces gardes et ces factions, partage du soldat durant la paix, occupation passive et obscure dans laquelle, sans aucune des compensations glorieuses de la guerre, il encourt fatalement les chances de tant de maladies !

6° Trois parties du vêtement devraient être modifiées : le faux-col, la coiffure et l'encolure de l'habit.

Au faux-col impitoyablement raide, on pourrait substituer une pièce de laine noire ou bleue, sorte de cravate longue, nouée sous le menton, et dont les chefs pendants seraient étalés l'hiver sur la poitrine ; en été, en Afrique, elle pourrait au besoin servir de ceinture abdominale cutanée ou extérieure. Cette réforme conduirait à celle de l'agrafe, autre supplice de nos jeunes conscrits, qui leur donne cette attitude empesée de la tête et des épaules souvent ridiculisée. La plupart avaient, au village, le cou nu et le tronc dégagé sous la blouse ou la jaquette. Plaignez-les, devenus soldats, emprisonnés derrière cet épais plastron que renforcent, en avant, neuf gros boutons surmontés d'un crochet! Comment la congestion de la face et de la tête ne serait-elle pas l'effet ordinaire de ce système? Beaucoup de militaires, pour avoir le thorax plus bombé en avant, bourrent leur habit avec leur mouchoir ou leurs gants; ils aggravent ainsi la gêne du costume, et M. H. Larrey[1] a attribué à ces pressions malencontreuses les maladies du sternum assez fréquentes dans les hôpitaux de l'armée. Ne conviendrait-il pas de sacrifier un peu moins à la régularité de la forme et au coup d'œil de la *belle poitrine?*

Il faudrait enfin modifier la coiffure actuelle, de manière à éloigner de la nuque l'eau pluviale qui, en s'abattant sur elle, inonde le col, les épaules, le dos et jusqu'à la poitrine; cause de refroidissements et d'irritations, d'adénites, d'otites, d'ophthalmies, d'héméralopies, de bronchites, de pleuro-pneumonies et de rhumatismes. Les troupes prussiennes ont remplacé le shako par le casque; on peut trouver le modèle peu gracieux, qu'on le perfectionne donc, à défaut de type plus agréable à l'œil; mais que le résultat du moins soit aussi satisfaisant pour l'hygiène.

---

[1] Cité par M. Follet.

FIN.

TABLE DES MATIÈRES.

FIN DE LA TABLE.

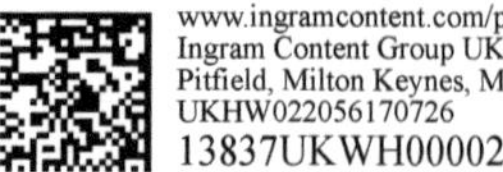
www.ingramcontent.com/pod-product-compliance
Ingram Content Group UK Ltd.
Pitfield, Milton Keynes, MK11 3LW, UK
UKHW022056170726
13837UKWH00002B/963